Fabien MALGRAND

—

Je choisis de guérir

Construire ma santé
par la pleine conscience

ÉDITIONS SHEN

Photographie de couverture : Fanny Rousselot (@ Hawaii)

Portrait : Benoit Le Rumeur

Dessins : Luis Alejandro Melo Llanos

Schémas : Fabien Malgrand

Edition avril 2020

Ici TOUT prend sens.

Ne prends pas ce livre comme de la théorie.

Tout ce qui est décrit ici est concret, pragmatique et utile.

Laisse tes cellules s'imprégner de ces informations.

Ferme les yeux, respire et ressens cette vie si précieuse, si joyeuse qui circule en toi.

Mets une musique qui t'inspire et laisse-toi porter par ces mots.

Ouvre-toi à l'intelligence symbolique et universelle.

Laisse-toi guider.

Il y aura un avant et un après.

Fabien Malgrand

Table des matières

Préface VI
Mise en Garde IX
Remerciements X

1. Introduction

Plonger dans mon vécu pour faire émerger le vôtre 1
Repenser la santé 4
Pourquoi ce livre ? 9
Hasard et création 13
La magie du Taiji 18

2. Les 7 lois de l'auto-guérison

Changer de paradigmes 31
Loi 1 : Science sans conscience ruine ma santé 38
Loi 2 : La pensée systémique me soigne 45
Loi 3 : Je suis responsable à 100% 51
Loi 4 : La vie est bien faite, le symptôme me guide 59
Loi 5 : La réparation est spontanée 67
Loi 6 : La santé s'adapte 77
Loi 7 : Choisir la Vie me fait guérir 87
Peut-on guérir de tout ? 92
Se faire aider 98
Conclusion et méthode 102

3. La santé holistique

Les différents plans du vécu 109
L'Énergie 116
Les 3 plans inscrits dans la dualité 124
L'Âme incarnée 130
La santé des 4 plans et l'installation de la maladie 137

4. Choisir la vie et guérir

Le rétablissement de la santé 155
Limiter le yang 160
Libérer le mouvement 164
Régénérer le yin épuisé 171
Renforcer le yin par le yang 175
Déterminer les priorités 179
Les symptômes de guérison 182

5. La guérison spirituelle

Le mandat céleste 189
Limiter le yang 200
Libérer le mouvement spirituel 206
Régénérer la vitalité spirituelle 215
Renforcer l'énergie spirituelle 219
Déterminer les priorités 223
Les 5 niveaux de conscience 226

6. Conclusion

La voie de la Santé 241
Réflexion pour une guérison planétaire 247
À propos de l'auteur 251
Pour aller plus loin 253

Préface

Jérôme Hubschwerlin, ostéopathe, formateur, conférencier

Une synchronicité se trouve dans un événement qui semble dépourvu de sens au moment où il survient, mais qui se révèle plus tard de la plus haute signification.

1986, Aix Les Bains, école de la Liberté. Nous avons 6 ans. Dès les premiers jours, je rencontre Fabien. Depuis ce jour, sa présence dans ma vie est une évidence tant nos échanges m'enrichissent. Les années passent et bien que la distance nous sépare le contact perdure. Durant des années, Fabien est pour moi le musicien talentueux et pour lui, je suis le sportif accompli. Mais parallèlement, il s'intéresse au psychisme en étudiant la sophrologie, l'hypnose, la médecine traditionnelle chinoise ou même l'astrologie et le chamanisme, tandis que je découvre la thérapeutique par la kinésithérapie. Chacune de nos retrouvailles est alors l'occasion d'échanges mémorables. Tous les sujets sont abordés, sa culture est foisonnante, les sujets sont passionnants. Très vite, il a, grâce notamment à sa faculté d'écoute, cette facilité à dissoudre les conflits et à me faire prendre du recul sur mes tracas de jeune adulte. Je le surnomme mon simplificateur de vie. Plus tard, je découvre l'ostéopathie structurelle et m'intéresse aux médecines oubliées, jusqu'à devenir aujourd'hui formateur. Mes points de vue sur la santé évoluent. Empruntant des sentiers parallèles à la médecine moderne, j'apprends notamment à prendre soin de la santé plutôt que de lutter contre la maladie. Je prends conscience de mon équilibre et du fait que les différentes pathologies ne sont pas le fruit du hasard.

Nous avons parcouru des chemins différents durant toutes ces années, mais aujourd'hui ce travail regroupe la vision globale de la santé que j'utilise quotidiennement dans mon cabinet et lors de mes formations. Sachez que beaucoup de fondements des médecines ancestrales s'y regroupent. Mais bien des cartes me manquaient encore et notamment l'aspect psychique développé en deuxième partie qui m'a considérablement éclairé. Des illustrations simples, des explications logiques permettent de transmettre une vision claire du lien existant entre le corps physique, l'émotionnel, le mental et la spiritualité.

« Ce qui est vrai est bien souvent simple. »

Les plus grands mathématiciens n'inventent pas de nouvelles équations, ces formules existent depuis toujours, ils ne font que les découvrir en regardant les problèmes par de nouveaux points de vue. Dans ce livre, Fabien, humain, pragmatique, n'a rien inventé. Il nous décrit la vie telle qu'elle est. Il a juste su changer de point de vue. Il a su se voir de l'intérieur.

La magie de ces lignes se trouve dans le fait que chaque lecteur peut tourner les pages en redécouvrant ce que son intuition lui murmure depuis toujours. Quoi de plus normal puisque ces principes sont évidemment universels. Ce sont les lois de la nature, les lois de la vie. Ces lois qui régissent chacun d'entre nous et bien plus encore... Nous avons tous eu cette intuition que tout a un sens, que tout est lié. Mais le monde moderne nous écarte inlassablement de cette compréhension.

Le génie de Fabien est de nous faire vivre les étapes de la découverte de soi en nous plongeant dans sa vie, ses maladies et ses guérisons. Il sait mettre en mot sa subjectivité pour nous offrir les lois de notre guérison.

Cet ouvrage devrait être le premier. De mon point de vue, chaque individu devrait, avant toute chose, comprendre les mécanismes de sa santé, de ses maladies, de sa vie. Ces notions devraient être le fil conducteur de notre éducation. Quoi de plus précieux que de se comprendre soi-même ? De comprendre les enjeux, les règles du jeu, notre Je ?

Et qui mieux qu'un homme plein de vie pour nous les transmettre ? Fabien n'est pas un ascète retranché loin du monde, mais bel et bien un homme multifacette, musicien, thérapeute, père… capable dans une journée d'enchainer l'écriture à la méditation, le sport au soin, tout en finissant ses soirées sur une scène de concert. Sa vitalité est surprenante. Son secret ? Plus de conscience mène à plus de vie et la pleine conscience à la liberté. Liberté de choisir, liberté de guérir, d'être. Toute école devrait être une école de la Liberté et devrait nous permettre de vivre notre plus belle des rencontres.

La rencontre avec soi.

Mise en garde

Dans ce livre, Fabien Malgrand partage son expérience personnelle avec les lecteurs et n'engage que son opinion. Ce n'est en aucun cas une consultation, ou une recommandation de traitement, destinée à interrompre les démarches thérapeutiques classiques ou alternatives déjà entreprises. Aucune promesse de guérison n'est faite, car il n'existe aucune garantie formelle lorsque l'on parle de santé. Chaque lecteur est invité à conserver son esprit critique, sa liberté d'opinion et son libre arbitre.

L'auteur décline toute responsabilité de l'utilisation qui pourrait être faite de ces informations. Cependant il invite au débat, à plus de conscience et d'intelligence dans son rapport à sa propre santé, pour une meilleure connaissance de soi.

La guérison n'est que du ressort de la personne concernée et n'appartiendra jamais à la médecine, au corps médical ou à l'auteur d'un livre. Cet ouvrage allume seulement des bougies sur le chemin de l'auto-guérison en invitant à y marcher d'un pas engagé et responsable.

Remerciements

Il serait trop long, et trop risqué de peur d'en oublier, de vouloir citer ici toutes les personnes qui m'ont inspiré pour l'écriture de ce livre. Il y a tous les formateurs de chacune des disciplines dans lesquelles je me suis formé, mais aussi tous ceux dont j'ai lu les livres. Également tous ceux que j'ai croisés en stage ou en conférence, ou même suivi sur internet sans qu'ils le sachent, ainsi que les chamans, guérisseurs, maîtres rencontrés durant mes voyages et dont j'ai partagé les cérémonies ou les prières. Tous furent des bénédictions à leur échelle et je leur en serai éternellement reconnaissant.

J'en citerai cependant un, Wu Shi Hebeidao, que j'ai suivi plus jeune, durant des années, et qui m'a directement transmis la manière de penser la connaissance de soi. Il a opéré un « switch » dans mon esprit, m'a donné l'élan de maintenir et encourager les multiples étincelles qu'il a allumées en moi. Ce fut un véritable maître, au sens pur, exigeant et perturbant. Tout ce que j'ai appris et compris après lui a assurément pris une saveur particulière grâce à ses enseignements.

Si tous ces guides, formateurs, thérapeutes, maîtres ont une place particulière dans mon cœur, il faut cependant avouer quelque chose. Chaque personne que j'ai croisée, en cabinet, en stage, sur scène, chez moi ou au détour d'une rue fut un véritable miroir, riche d'apprentissages, de prises de consciences, de mise en lumière de ma condition d'humain. Ainsi j'éprouve une grande gratitude pour tous ces reflets de ma conscience. Nous ne sommes qu'« Un ».

Il y a parmi eux tous ces gens qui ont montré leur engouement pour mes premiers travaux et enseignements, qui m'ont donné envie de me dépasser et de creuser la question encore et encore. Toutes les personnes qui m'aident d'une façon ou d'une autre à diffuser ma vision du monde et de la santé et notamment Sophie, Sylvie, Anne-Sophie, Jérôme…

Pauline Hibon pour la relecture avisée et efficace.
Aluna, Fanny, ainsi que mes guides « intérieurs ».

Et il y a ce livre. Qui m'a tant appris à son tour.

Gratitude éternelle.

À la mémoire
d'Anne-Marie Malgrand.

1. Introduction

Plonger dans mon vécu pour faire émerger le vôtre...

" Le sentier est une expérience personnelle, et l'on devrait se réjouir de ces petites choses qui prennent place dans nos vies, les obstacles, les séductions, les paranoïas, les dépressions et l'ouverture. Toutes sortes de choses se produisent, et c'est le contenu du voyage, qui est extrêmement puissant et important. Sans ces problèmes, nous ne pouvons avancer sur le chemin. "
- Chögyam Trungpa

Vivre une enfance heureuse. Puis commencer à être souvent malade et avoir des accidents et blessures régulièrement. Bien qu'étant aimé et soigné, se demander, à force, ce que je « fais » là.

Ressentir la nécessité impérieuse de résoudre tous ces « problèmes ». Ne pas me retrouver dans les propositions de l'époque dont je perçois les limites à force de souffrir des effets secondaires. Chercher autour de moi des alternatives pour mieux me comprendre. Ne pas « habiter mon corps » au point de « crever » spontanément un poumon à 21 ans et ne pas aller chez le médecin avant 1 mois, croyant que c'est encore un énième problème de dos. Voir les yeux ronds du radiologue et être opéré d'urgence. Me dire que je plane vraiment et qu'il va falloir faire quelque chose de moi.

Commencer à suivre et à me former à des thérapies alternatives pour me soigner. Commencer à résoudre certains problèmes. Ressentir que ces thérapies sont géniales, mais incomplètes. Me former à d'autres thérapies. M'apercevoir qu'elles se complètent et s'enrichissent. Commencer à percevoir un tout cohérent. Rencontrer des guérisseurs, des chamans, des thérapeutes et psychothérapeutes, des soignants géniaux. Ressentir de nettes améliorations de ma santé.

Plus que ma santé, ressentir comment ma vie se transforme intensément.

Au quotidien, je fais rarement référence au passé et vous présenter un CV de mon parcours n'a, à mon sens, aucun intérêt. Cependant comme vous le comprendrez, l'introspection à laquelle je vous invite est enracinée dans l'expérience, dans le vécu, dans le concret du quotidien. Ainsi plutôt que de parler des résultats que j'ai eus avec d'autres personnes en tant que guide, thérapeute ou formateur, j'ai choisi de parler de mes expériences intérieures et de ma subjectivité. Afin de vous emmener avec moi dans l'aventure de la vie intime et illustrer comment la méthode que je présente dans ce livre peut s'enraciner dans notre quotidien. Ce sera pour une fois l'occasion de tourner notre regard vers l'intérieur de nous-mêmes et non l'extérieur. Oublier un instant les preuves scientifiques, les exemples d'auto-guérisons, bref tout ce qui concerne l'autre plutôt que soi-même. Je vous propose de plonger ensemble dans notre subjectivité et la connaissance de soi afin de faire émerger, non pas des croyances dans ce qui est possible, mais la conscience et l'expérience intérieure de cette possibilité.

Je m'autoriserai donc tout au long du livre un partage intime avec le lecteur, ce que par pudeur naturelle je ne fais que rarement. Il n'y a rien de surnaturel, d'exemplaire ou de miraculeux dans mon parcours et c'est une chance, car en étant « monsieur tout le monde », je peux m'adresser à chacun, sans faux semblants, avec sincérité et partage. Je souhaite que mon vécu puisse inspirer au lecteur la même démarche intérieure et faire naître en résonance une conscience de son propre vécu. Car nous sommes tous reliés…

Si au fil du temps, de mes expériences, de mes apprentissages et de mes enseignements, une voie précise pour guérir a pris vie petit à petit, je ne voulais pas faire un livre sans âme et seulement théorique. L'enraciner dans le partage de mon vécu permet de lui donner une saveur et de le rendre plus digeste. Je peux ainsi tout simplement transmettre ma compréhension et ma philosophie acquises au fil de mon expérience de malade, de soignant, de formateur, de chercheur et d'homme. Et ce faisant, contribuer, comme je peux et avec tout mon cœur, à la connaissance de soi, à la santé et à l'épanouissement du lecteur.

Je ressens aussi la pulsion impérieuse et effrénée de rétablir simplement un savoir perdu que j'ai l'impression de redécouvrir. Je me suis rendu compte, bizarrement assez tard, que mon nom me prédestinait à étudier le symbole très connu, mais profondément incompris, comme on le verra, du yin-yang, que l'on nomme le Taiji. En effet, souvent décrit comme la dualité du bien et du mal, ces notions se retrouvent dans mon nom : fa-bien mal-grand. On peut aussi noter -grand : dans un premier temps de ma vie, il est resté collé seulement au -mal de la maladie. Et puis fa qui est une note de musique… qui fut ma passion première. Drôle de « hasard » …

C'est donc bien dans le monde du Taiji que je vous invite à plonger tout au long de ce livre. Nous verrons à quel point ce symbole est à la fois puissant, d'une profondeur insoupçonnée, oubliée, et en même temps décomplexant et pédagogique. Il nous permet de comprendre des notions parfois complexes et réservées à des spécialistes.

Ce petit symbole à l'air de rien… mais il est TOUT !

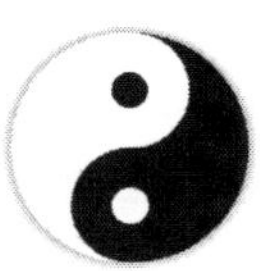

Repenser la santé

" Tout ressemble à un clou pour qui ne possède qu'un marteau. "
-Abraham Maslow

Souffrir adolescent de sinusites chroniques et d'acné. Beaucoup d'acné. Prendre tous les médicaments conseillés par les médecins. Parfois avec des effets secondaires plutôt désagréables. Aller chez un ostéopathe pour mon dos, mais l'entendre me conseiller d'arrêter le lait et le sucre blanc pour les problèmes cités plus haut. Faire l'essai pendant un mois de ne plus manger mes céréales sucrées accompagnées de lait tous les matins, cesser le fromage à tous les repas, abandonner les desserts lactés et sucrés. Voir instantanément tous ces symptômes disparaître. Et me demander comment on en est arrivé là.

Souffrir de maux de ventre, de ballonnements, d'une digestion difficile. Prendre des compléments alimentaires bio, de la phytothérapie. Ne pas sentir d'amélioration. Prendre des médicaments chimiques que je crois encore plus puissants en espérant que ça fonctionne mieux. Ne pas observer de différence. M'intéresser à la médecine traditionnelle chinoise et apprendre que c'est peut-être car je suis trop assis. Mettre ma chaise sur la table, mon ordinateur sur la chaise et travailler debout dès que je le peux. Voir ces symptômes disparaître. Et me demander comment on en est arrivé là.

Être très allergique depuis mon adolescence. Plus jeune, faire des piqures douloureuses de désensibilisation dans les fessiers toutes les semaines pendant 2 ans. N'observer aucun résultat. Prendre des médicaments. N'observer aucun résultat à part, certes, une sensation de mieux être après la prise. Mais être toujours allergique ! Puis apprendre à ressentir mes organes, à respirer et nourrir mes poumons, à déprogrammer une mémoire émotionnelle durant la saison du printemps. Ne plus être allergique. Et me demander comment on en est arrivé là.

Avoir des problèmes de dos depuis la croissance. Scoliose prononcée, mais aussi disque écrasé, lumbagos et torticolis fréquents. M'entendre dire plusieurs fois qu'il faudrait songer rapidement à l'opération, et porter un corset pendant un an. Consulter des ostéopathes, des praticiens de médecine chinoise, faire des étirements, faire de la relaxation, ressentir mon corps, appliquer des techniques d'auto-guérison. Ne plus avoir mal au dos… Et me demander comment on en est arrivé là.

Me former à diverses thérapies naturelles et alternatives et observer toutes sortes de guérisons parmi les patients et étudiants des formateurs. Devenir thérapeute, me soigner moi-même et soigner à mon tour des gens qui guériront de problèmes graves parfois considérés comme incurables par la médecine officielle. Et me demander comment on en est arrivé là.

Observer que ni moi ni la grande majorité de ces gens qui ont guéri n'avons osé expliquer comment à notre « médecin ». Et me demander comment on en est arrivé là.

On m'a souvent demandé pourquoi, étant très bon élève, je n'avais pas fait médecine. La raison est simple : dès l'âge de 15 ans quand j'ai supprimé mes problèmes de sinusites et d'acné par un simple conseil alimentaire de mon ostéopathe, j'ai ressenti immédiatement une profonde défiance envers la médecine moderne officielle. Je me sentais trahi. J'avais honte de tous ces énormes boutons sur mon visage, les effets secondaires des traitements étaient plutôt désagréables (peau et lèvres très sèches) et j'en voulais à mon médecin qui aurait pu m'épargner tout cela si facilement !

Bien sûr je me suis réconcilié avec la médecine officielle quand elle m'a sauvé ou amélioré la vie grâce à des opérations chirurgicales. Mais entre les scandales sanitaires, les effets secondaires, l'absence de résultats satisfaisants dans nombre de cas, l'impression régulière de ne pas être écouté par le corps médical, et le commerce de cette santé qui s'achète, je ne croyais plus pleinement à cette médecine et préférais les sagesses orientales bienveillantes qui alimentaient mes lectures.

De plus, j'y ai vu très tôt le côté industriel et souvent mal connecté à ma nature animale et humaine. J'ai observé que la technologie utilisée pour nous soigner est polluante, coûteuse et qu'elle contribue à la destruction de nos écosystèmes déjà bien malmenés.

Mon histoire est finalement banale, car je pense que bon nombre des lecteurs de ce livre ont eu à peu près le même cheminement. Insatisfaits de la médecine officielle de notre époque, nous nous tournons vers les thérapies alternatives. Même si elle n'était pas à la mode, voire plutôt moquée à mes débuts, la démarche se répand aujourd'hui. Les nouvelles thérapies et les nouveaux thérapeutes se multiplient. Alors nous essayons des pratiques découvertes par le bouche-à-oreille, les salons et les rayons développement personnel en librairies. Ça fait souvent du bien sans que nous sachions vraiment en mesurer les effets et malgré tout nous restons perdus dans une immensité de thérapies et de philosophies nouvelles. Elles forment en fin de compte une sorte de « fourre-tout » et peuvent d'ailleurs se contredire.

En réalité, nous ne savons pas vraiment comment la santé fonctionne même si nous apprenons certaines choses ici ou là. Et, confrontés à la maladie, nous ne savons plus à qui faire confiance. Alors bien souvent, quand nous avons obtenu des résultats significatifs avec une méthode, nous décidons de nous former à cette même méthode. Demandez aux thérapeutes autour de vous ! Ce sont très souvent d'anciens malades, qui ont été remis sur pieds grâce aux méthodes qu'ils utilisent maintenant.

À une époque où nous comprenons bien que la question de l'écologie ne doit pas seulement être pensée par les scientifiques, mais que tout le monde doit s'en emparer (scientifiques, politiques, financiers, soignants, citoyens, petits et grands), il est urgent de repenser la santé de la même façon : que nous soyons médecins, scientifiques ou non. Beaucoup de scientifiques se remettent déjà en question et de nombreuses revues spécialisées ont déjà publié des articles exprimant qu'il fallait repenser de fond en comble la recherche sur la santé. Ils le font avec leur intelligence, leur paradigme et leur philosophie. Et c'est parfait ainsi. Dans ce livre, je vous invite à le faire avec encore un autre point de vue : le vôtre ! La médecine s'intéresse à la guérison du patient, nous, intéressons-nous à notre propre guérison !

Le phénomène d'auto-guérison est encore mal compris et peu étudié. C'est une approche dont nous parlons rarement avec notre médecin avec qui nous entretenons plutôt une relation malade-impuissant/spécialiste-tout-puissant et non un partenariat. Et si nous ne passons pas par la case médecin pour nous soigner… et bien nous ne lui racontons évidemment pas ! Il est donc rarement au courant. La plupart des gens que j'ai rencontré qui se sont soignés naturellement ont eu peur d'en parler aux représentants de la médecine moderne. Et même s'ils le faisaient, comme il n'existe pas d'organisme de vigilance pour répertorier les cas et étudier ce qu'ils ont en commun, l'auto-guérison ne serait de toute façon pas reconnue.

Les études scientifiques, aussi sérieuses et intéressantes soient-elle, ne portent pas simultanément leur attention sur tous les facteurs de la santé : physiques, environnementaux, relationnels, psychiques et encore moins spirituels. Une étude scientifique part en général d'un critère précis, par exemple l'effet d'un aliment, du jeûne ou d'un conditionnement mental. Mais il est beaucoup plus difficile de partir du résultat et d'identifier les points communs, comme dans les études dites « épidémiologiques », surtout lorsqu'il faut prendre en compte tous les critères que nous verrons. Il faudrait pour cela des millions de tests. C'est pourquoi naturellement, ce type d'étude est peu engagé par les scientifiques.

En attendant, confrontés à un trop grand nombre de données potentielles, nous avons considéré que nous ne pouvions pas penser ainsi et nous sommes partis dans la recherche du détail qui change tout. Nous nous sommes spécialisés et spécialisés encore et nous avons perdu petit à petit la vision globale, holistique et pragmatique de la santé. Au quotidien, l'image de la santé et des règles du jeu pour l'entretenir se brouille. Cela part dans tous les sens, à coup de régimes ou de remèdes miracles, d'aliments anti ou pro-cancers en fonction des dernières études, de philosophie new âge « fourre-tout » ou d'influenceurs ou médias payés par les marques. Devant ce bric-à-brac, nous nous sentons vite impuissants, nous jetons l'éponge et nous achetons notre santé auprès de divers spécialistes ou laboratoires que nous croyons sérieux. Faisant vœu d'impuissance et de soumission.

En réalité, il nous manque juste la conscience des grandes règles du jeu de la vie et donc de la santé. Alors, c'est ce que je vous propose de retrouver ensemble dans ce livre.

Pourquoi ce livre ?

" L'auteur doit céder la parole à son œuvre."
- Friedrich W. Nietzsche

À force de rencontres, être sollicité pour commencer à transmettre ma vision. Commencer à former et à faire quelques vidéos sur le web. En le faisant, améliorer à chaque fois ma parole, ma vision, et comprendre encore tant de choses.

Grâce au web, aider des centaines de milliers de personnes à mieux se porter, à mieux se connaitre, à mieux dormir, à se soigner et parfois guérir. Recevoir des centaines de témoignages de gratitude, car une simple vidéo de visualisation de leur guérison, disponible gratuitement, a redonné de l'espoir, a fait diminuer les traitements lourds et leurs effets indésirables, a redonné goût à la vie, a fait disparaître certains symptômes, et a même empêché certains de se suicider ! Être tellement touché par ces témoignages. Tout cela grâce à une seule petite vidéo !

Recevoir des centaines de questions. Face à la demande, réfléchir à un programme de formation apportant aux gens toutes les bases que nous aurions dû apprendre à l'école pour mieux se connaître et mieux vivre. Créer des programmes en ligne pour réellement expérimenter la connaissance et la pleine conscience de soi. Puis commencer à mettre en forme mon enseignement pour mieux transmettre aux professionnels qui s'intéressent à ma vision et créer la T.I.L. T (Tao Integrative Life Therapy).

Sentir les limites de ma transmission sur les réseaux sociaux et ressentir le besoin d'écrire et rassembler ma pensée en un seul lieu : ce livre. Et apprendre encore tant de choses en le faisant.

D'aussi loin que je me souvienne, j'ai toujours éprouvé une grande joie à me sentir utile. Et je me souviens particulièrement de la première fois où, plus jeune, j'ai reçu un témoignage d'une personne me disant ne pas s'être suicidée grâce à ma présence. Ce jour-là j'ai pleuré et j'ai pensé que je pouvais mourir tranquille. Ma vie avait été utile. J'ai pensé que tout ce que j'allais vivre maintenant était du bonus, et que plus je pouvais aider de gens, plus ma vie aurait du sens.

J'écris ce livre, car je veux vous permettre de mettre en conscience vos propres forces de guérison, les stimuler, les entraîner, et ainsi vous aider à vous approprier votre santé. Je le pense comme un guide holistique (prenant en compte la globalité du vivant) pour apprendre à se connaitre et à se repérer dans un monde avec tant d'approches philosophiques, spirituelles, psychologiques ou physiques. Ça ne sera pas une encyclopédie de toutes les méthodes de guérison possibles, car ce serait infini, mais une proposition de compréhension globale de la santé, de l'auto-guérison, et de la vie elle-même ! Et surtout un moyen de se sentir à nouveau conscient et maître de sa santé.

Juste avant de commencer à rédiger ces lignes, en prenant l'avion pour Bali où je souhaitais me retirer pour écrire, j'ai chargé sur ma liseuse « La solution intérieure » de Thierry Janssen ancien chirurgien devenu psychothérapeute. Si vous cherchez un livre qui vous prouve les pouvoirs de l'esprit, vous explique, références et études scientifiques à l'appui, l'intérêt de changer de paradigme et les avancées déjà faites dans ce sens par la science pour comprendre l'auto-guérison, alors lisez ce livre. Vous comprendrez comment une attitude positive, ou même simplement respirer des odeurs qui vous font plaisir, influencent positivement votre système immunitaire, ou encore comment ce que nous nommons l'effet placebo agit sur le corps d'une manière que nous aurions qualifiée autrefois de « magique ». Et en même temps ce n'est pas le seul livre, il y en a tellement d'autres ! Réalisés par des médecins et scientifiques du monde entier ! Si vous cherchez des preuves, renseignez-vous, il y en a partout !

Mais le livre que vous tenez entre les mains ne sera pas un livre de plus pour vous prouver tout cela. Et de toute façon, je n'ai sans doute pas les diplômes scientifiques requis pour répondre aux exigences de ceux qui ont encore besoin d'être persuadés. Ce serait peine perdue ! Je refuse d'entrer dans ce débat sans fin, ni surcharger ce livre de références qui existent dans tellement d'autres livres ou sur le net. Je veux plutôt vous inviter à expérimenter et à vous forger votre propre avis. Je considère que le travail pour prouver et valider les incroyables pouvoirs de guérison du corps humain est déjà fait. Je peux proposer autre chose pour aller plus loin.

Pour une fois justement, ce livre laissera la science de côté et partira d'un point de vue inverse, mais complémentaire : la connaissance de soi. Il vous emmènera concrètement dans ce changement de paradigme. Je vous montrerai exactement et concrètement comment nous pouvons nous passer de la science dans ce raisonnement sur l'auto-guérison. C'est un choix conscient et à contre-courant : ma volonté est de vous faire ressentir intimement les changements que la vision holistique présentée dans ce livre peut vous apporter. Expérimenter plutôt que croire, que ce soit ma parole, celles des exemples d'auto-guérison ou celle des preuves scientifiques.

Je le fais en sachant parfaitement que les témoignages de guérisons et les preuves vous permettent de mieux « croire » et activent du même coup deux choses utiles : votre motivation, et « l'effet sens », une des forces de guérison que nous étudierons dans un second livre. Je souhaite que cet ouvrage soit complémentaire de tous ces autres livres qui le font déjà très bien. Je le veux comme une approche globale, pragmatique et concrète pour votre auto-guérison. Je vous propose donc humblement de remettre de l'ordre dans vos recherches pour vous comprendre et vous soigner. Ce ne sera donc pas un livre de recettes sur comment être en bonne santé ! Je souhaite plutôt vous donner une méthode claire pour progresser de façon autonome dans votre niveau de santé et d'énergie. Tout simplement.

Nous mesurons mal à quel point tant de problèmes dans nos vies et dans le monde viennent de notre méconnaissance de nous-même et des lois de la vie, donc de la nature et de la santé. Nous souffrons d'un point de vue personnel comme plus global (sociétal, environnemental...), avant tout car nous ne nous connaissons pas nous-même. Nous sommes donc esclaves de nos pulsions, de nos peurs, de nos biais cognitifs, de notre fidélité à notre culture, de notre identification à ce que nous croyons être nous-même mais qui ne l'est pas. Nous ne nous connaissons pas, car nous ne nous rencontrons pas. Et puisque nous ne nous rencontrons pas, comment imaginer que nous puissions nous aimer. Ainsi ce livre est avant tout une invitation à la rencontre, à la connaissance puis à l'amour de... « vous-m'aime » et enfin des « autres ».

Mais n'oubliez pas que ce qui est dit dans ce livre n'est pas totalement juste. Car ce ne sont que des mots. Lisez-le au-delà des mots. De plus, il vous emmène dans une aventure, dans un processus, et il ne peut révéler la fin du message dès le début ! Ainsi, ce qui est dit au départ ne peut être aussi juste et perçu comme tel qu'à la fin, quand tout sera intégré. Prenez ce livre comme un mode d'emploi de la Vie, clair et efficace. Laissez-le imprégner vos cellules. Petit à petit. On pourrait aussi rentrer dans plus de complexité et de détails, mais ce serait un mauvais choix. À mon sens, le rendre simple et cohérent est non seulement utile, mais aussi vital.

Hasard et création

" Le hasard c'est Dieu qui se promène incognito. "
- Albert Einstein

Depuis quelques mois, sentir des vertiges soudains et appliquer mes techniques de Qi Qong pour m'ancrer et me stabiliser.

Depuis quelques mois, sentir d'anciennes douleurs réapparaître, notamment au bas du dos et au coccyx. Méditer, visualiser que ces douleurs s'apaisent et disparaissent. Me sentir mieux. Bien mieux. Puis observer que ça revient. Ne pas parvenir à m'en libérer définitivement.

Depuis quelques mois, avoir quelques hémorroïdes que je soigne de manière naturelle et un peu de sang dans mes selles.

Enquêter de temps en temps sur ces douleurs, mais ne pas m'inquiéter, tellement à côté de ça je me sens chaque jour en meilleure forme qu'avant. Tellement je me connais mieux, m'assume mieux, suis plus heureux et plein de vie.

Observer les tensions que j'ai dans le bassin quand je fais l'amour. Subir de gros coups de fatigue et prendre un peu plus soin de mon alimentation. Stimuler quelques points d'acupuncture de temps en temps. Maîtriser la situation.

Avoir décidé il y a déjà quelques mois que j'allais écrire un livre sur l'auto-guérison.

Et aujourd'hui me vider de mon sang…

Je ne crois pas au hasard, je crois aux chemins des âmes. Et la mienne a décidé d'être taquine. Tout dans ma vie m'a toujours encouragé à travailler sur le sujet de l'auto-guérison. Mes problèmes de santé à répétition, la confiance des amis qui me demandaient conseil, les retours positifs des patients, celui de mon audience sur internet et dernièrement le succès étonnant de mes conférences sur l'auto-guérison m'ont vraiment décidé à creuser encore plus cette question si vaste et à écrire un premier ouvrage sur le sujet.

Et là, depuis quelque temps, la vie m'a proposé de vivre une expérience intense de remise en question comme pour s'assurer que je n'allais pas dire n'importe quoi dans ce livre ! Comme pour m'encourager à creuser encore, à ne passer à côté de rien, et à tout expérimenter, dans mon corps comme dans mon esprit...

Depuis quelques mois déjà, une série de symptômes et de sensations s'accumulaient. Hémorroïdes et traces de sang dans les selles, sensations de lourdeur dans le bas ventre, douleurs dans le bas du dos, maux de tête et vertiges, perte d'appétit et de libido, fièvre. Cependant, je n'en faisais que peu de cas, parvenant toujours à recréer rapidement un équilibre grâce à mes pratiques et sans doute aveuglé par cette fierté acquise au fil du temps sur ma santé bien meilleure qu'à mes 20 ans. Me sentant en pleine forme le reste du temps et maîtrisant toujours la situation, je ne m'attendais pas à ce qui allait arriver ensuite.

La suite c'est celle-ci : perdre d'un coup des quantités de sang brun dans mes toilettes, avec des glaires presque noires, pendant plusieurs jours et donc suspecter quelque chose comme un cancer du côlon. Avec cet évènement tout prenait un sens. Notamment la sensation de masse au bas ventre (une tumeur ?), plus précisément la sensation de devoir la porter, avec mon périnée toujours tendu et que je n'arrivais pas à relâcher. Et puis bien sûr, les faiblesses, vertiges, pertes de libido, fièvres, etc.

Je me suis retrouvé à la fois pris par les peurs et en même temps certain que tout cela n'était qu'un enseignement de plus et une façon pour la vie de me pousser dans la voie de la cohérence, afin d'appliquer tout ce que je m'apprêtais à écrire.

J'ai hésité à aller voir des médecins pour qu'ils fassent au moins leur diagnostic. Et puis j'ai renoncé. J'enseigne l'auto-guérison alors j'allais une fois de plus expérimenter cette auto-guérison. Y compris en ne sachant pas exactement de quoi il s'agissait, afin de me pousser à ressentir et âme* (à me) faire confiance plutôt qu'à me baser sur des biopsies invasives ou autres analyses extérieures.

J'ai donc pris le parti de ne pas me confronter au stress du diagnostic et du personnel médical. Ni à celui de mon entourage familial, déjà lourdement touché par les cancers et les décès consécutifs. Dans cet environnement, je n'avais pas envie d'en rajouter une couche.

Ainsi, je me suis promis d'écrire ce livre, et je n'ai parlé à personne de ce qui m'arrivait, pour éviter de devoir gérer leurs peurs, pour éviter d'avoir à leurs yeux des raisons d'être fatigué, pour éviter d'inspirer de la pitié, et pour éviter les traditionnels « Fabien est toujours malade » qui ont bercé ma vie familiale et amicale jusqu'à il y a une dizaine d'années. Je savais que ce chemin allait être une sorte de traversée du désert, solitaire. Mais je la voulais implacable. D'une cohérence extrême.

Bien sûr, j'ai pensé que le diagnostic aurait pu me permettre d'avoir des preuves scientifiques de ma maladie puis de ma guérison. J'ai hésité. D'abord parce que, je l'avoue, j'avais un peu peur des résultats. Je ressentais profondément que si l'on m'annonçait une mauvaise nouvelle j'allais sombrer dans la peur plutôt que dans l'optimisme requis pour m'aider à guérir.

Mais j'ai aussi senti que cette question pouvait germer d'un esprit aigri qui aurait voulu prouver que j'avais guéri tout seul. Prouver que j'ai raison. Pour pouvoir en ressentir une sorte de fierté ensuite. Je n'ai pas voulu tomber dans ces pièges égotiques. Et j'avais l'intime conviction que si le chemin de l'auto-guérison venait forcément de moi, ça commençait par le diagnostic ! Pourquoi déléguer mon pouvoir de ressentir en moi ce qui ne va pas ? Déléguer

---

* *auto-correction faite inconsciemment par mon ordinateur, et que j'ai laissée ici, tant elle est juste en réalité !*

le diagnostic n'est-ce pas déjà faire aveu d'impuissance et admettre que les médecins ont un avantage sur moi ?

Je suis profondément convaincu que nous avons déjà tout en nous ! Et même si j'encourage toute personne à ne pas se couper de ce que peut offrir la médecine moderne, comme une complémentarité, une union des forces, je ne trouvais pas cela cohérent avec ma démarche et mon chemin qui se voulait à ce moment-là « jusqu'au-boutiste ».

Comme un guide qui défriche le chemin dans la jungle, je me devais d'être implacable et le plus convaincu possible par ce que j'écris et transmets. Et puis, à vrai dire, je veux que ce livre soit un manuel d'auto-guérison utilisable même en cas de catastrophe écologique, donc sans aucune technologie pour faire nos examens. Pour moi « faire la révolution », ce n'est pas combattre nos maîtres, mais c'est changer des choses dans notre vie afin de ne plus être dépendant d'un système qui ne nous convient pas. Nous pouvons devenir autonomes en énergie, autonomes en alimentation… et si nous devenions autonomes en santé ?

Alors j'ai pris un billet pour Bali, connus pour ses guérisseurs, afin de m'isoler un mois complet loin de tout. Je voulais à la fois prendre le temps de m'occuper pleinement de moi et creuser la question : comprendre ce que je n'ai pas encore compris, voir ce que je n'ai pas encore vu, ressentir ce que je n'ai encore pas ressenti. Pour en sortir un livre le plus juste possible et en parfaite santé.

Après quelques jours sur une plage paradisiaque et un peu de répit, j'ai passé des moments de solitude extrême à Ubud, dans les terres, à me vider de mon sang dans la chambre d'un hôtel miteux, avec la pluie en continue pendant une semaine, à des milliers de kilomètres de chez moi et des gens que j'aime et en particulier de ma petite fille de 5 ans... Sans que personne ne sache ce qui m'arrivait. J'ai traversé mes plus grandes peurs, pleuré comme je n'avais jamais pleuré (me l'autorisant enfin) et vécu des expériences intérieures plus que marquantes. Je suis allé très loin dans mes propres idées et sensations, afin d'expérimenter vraiment et le plus possible mes propres capacités de guérison. Je me suis soigné, seul, et chaque jour qui passait m'a permis d'approfondir tout cela. J'en suis sorti plus fort et en paix. Et ce livre en est le témoignage. Tout ce que vous lirez, je l'ai vécu dans ma chair. Rien n'est supposition. Tout est entièrement concret et pragmatique, pour vous transmettre le plus de valeur possible…

La magie du Taiji

“ Le Tao que l’on peut nommer n’est pas le Tao. ”
- Lao Zi

Regarder un film de science-fiction avec un ami. L’Effet Papillon. Un jeune qui grâce à une maladie du cerveau est capable de revenir sans cesse dans une version différente de la réalité afin d’essayer de créer celle qu’il souhaite. Percevoir au plus profond de mes cellules qu’il y a une part de vrai. C’est comme si notre cerveau était programmé à ne capter qu’une seule fréquence de réalité, afin de l’expérimenter, mais qu’elle n’a pas d’existence en soi. Voir ce film défiler sous mes yeux et sentir que tout ce que je vis est faux, y compris ce film. Que rien n’est réel ! Puis à la fin, sortir, doucement, dehors. Être déjà plongé dans un état modifié de conscience, une sensation de ne pas vraiment être… Puis ressentir comme une grande aspiration dans ce vide mental.

Ne plus être. Être l’univers entier. Être UN avec les éléments, les arbres, les nuages, les étoiles. Qui ne sont en fait ni des éléments, des arbres, des nuages ou des étoiles. Car dans cette conscience rien n’est séparé. Plus de notion de temps ni de « je suis ». Être Amour. Comme dans un orgasme mystique. Ressentir cet amour inconditionnel. Demeurer dans l’infini.

Puis être envahi d’une profonde tristesse en réalisant à quel point c’est bon d’aimer et de s’aimer de façon inconditionnelle ! Et là, réaliser doucement que je suis donc en train de redevenir « moi ». Voir mon ami qui me regarde. Je suis lui. Nous sommes un. Percevoir qu’il ne le perçoit pas, là tout de suite, et « me » regarde. Percevoir à quel point « exister » signifie « être séparé ». À quel point le fait de le voir me regarder… me fait redevenir doucement quelqu’un.

Percevoir le TOUT et le retour au « moi » en même temps. Réaliser à quel point je vivais jusqu’alors dans l’illusion. L’illusion de la séparation.

Et comment cette séparation illusoire du Tout… crée la souffrance avec un grand S. Me rendre compte à quel point je souffrais au fond. Laisser monter de grosses larmes de tristesse et de bien-être en même temps. Comme si je retrouvais ma vraie mère, perdue.

Rentrer chez moi. Prendre la voiture et conduire dans une pleine conscience jamais vécue, voir tout se passer au ralenti, percevoir les mouvements avant qu'ils ne se produisent. Sentir comment cette énergie redescend doucement. En profiter quelques heures… Puis m'endormir dans les bras de l'univers. Me réveiller. Je suis presque quelqu'un maintenant. Quelque chose a changé, mais je dois aller travailler. Je dois aller « être quelqu'un ». Prendre une grande respiration avant d'entrer dans l'école de musique où je suis directeur. Les gens me parlent. Je dois leur répondre. Je redeviens Fabien… doucement.

Avoir 26 ans et ne plus jamais voir la vie comme avant. Mettre plusieurs jours à retrouver une vie « normale ».

Enfin presque…

Pendant longtemps, je n'ai jamais expliqué ni décrit cette expérience, car j'avais conscience qu'en mettant des mots, j'allais automatiquement créer une séparation, recréer une dualité que je n'avais pas vécue dans l'instant donc qu'il n'y avait aucun intérêt à le faire. Mettre des mots rend cette expérience réelle dans la dimension de la dualité. Et donc la sort de l'Unité. Le mot sépare. Par exemple en pensant ou prononçant le mot « arbre », je sépare l'arbre de la terre et du ciel. Et de moi. Mais comme je suis arrivé depuis à recréer un chemin en moi pour revivre l'Unité, je me permets d'en parler et de l'enseigner. Même si j'ai conscience qu'à chaque mot que j'utilise, je crée en fait une séparation qu'il n'y a pas. Aujourd'hui j'ai décidé de l'évoquer, car c'est essentiel si nous voulons comprendre la santé. Alors patience, nous y venons.

Ce jour-là donc, j'ai compris que nous percevions le monde comme si nous étions une radio qui se connecte à une certaine fréquence. Et que cette fréquence c'est le verbe. Donc en utilisant le verbe, je me connecte à la dualité. Sans être chrétien pratiquant aujourd'hui, j'avais été baptisé enfant, je me rappelais plus ou moins avoir entendu ceci au catéchisme :

> ***" Au commencement était le Verbe, et le Verbe était en Dieu, et le Verbe était Dieu. Il était au commencement en Dieu. Tout par lui a été fait, et sans lui n'a été fait rien de ce qui existe. "***
> ***- Evangile selon Saint Jean.***

J'avais ressenti dans mes cellules que notre monde était en effet créé par le verbe. J'avais perçu deux vérités souvent décrites dans les spiritualités et notamment très bien par Bouddha : il y a l'Unité, le « grand tout » que certains appellent Dieu et il y a l'expérience de la dualité, même si elle n'est qu'illusoire et en réalité non séparée de Dieu.

Cette expérience, notre vie, est nécessairement contraignante puisque duelle. Elle est donc faite de plaisirs et de souffrances, de conforts et d'inconforts, d'accueil et de rejet, de tendresse et de dureté, d'un début et d'une fin. Ce jour-là, j'ai senti que j'avais choisi d'expérimenter la dualité à travers le fait d'être Fabien. Mais que je n'étais pas Fabien. Mais l'Unité. Je suis l'Unité. Comme toi. Nous ne sommes qu'un. Je suis Dieu et tu l'es aussi.

J'ai mis beaucoup de temps à assumer et à pouvoir parler de cette manière dans une société qui rejette cela. Fabien, jeune musicien, revenu dans sa perception de la séparation, n'avait pas envie d'expérimenter spécialement le rejet alors il y est allé tout doucement. N'utilisant jamais le mot Dieu et en ne parlant pas de cet état vécu. Ce qui lui a causé de nombreux inconforts, comme un profond sentiment de solitude, ou de ne pas se sentir pleinement dans la même réalité que ses amis. Il se réconfortait alors avec des livres essentiellement bouddhistes, hindouistes ou taoïstes qui décrivaient parfaitement cela. Puis, il a trouvé tout doucement la confiance nécessaire pour assumer qui il est.

En réalité même aujourd'hui je n'utilise plus le mot Dieu, car je le trouve trop personnifiant dans l'inconscient collectif. Quand on dit Seigneur ou Dieu, personnellement ça me fait penser à une personne, infinie et puissante, mais une personne quand même. De plus il a un féminin, déesse, ce qui le place dans la dualité. Pour moi, ce mot dans sa compréhension actuelle n'est plus adapté pour l'homme moderne. Il crée une dualité dans l'esprit des gens qui n'existe pas. Ce n'est pas un homme. Ni une femme. Ce n'est même pas une personne. Ainsi je préfère parler d'Unité ou d'Absolu, de la Source ou du Tao.

Et c'est là que je voulais en venir. En effet, si je vous parle de tout ceci, c'est qu'à ce stade, et avant de plonger dans la santé et la guérison, il m'est nécessaire de vous présenter ce qui s'est imposé comme la clef de voute de ma compréhension de la vie. L'élément qui fait le trait d'union entre ce moment d'Unité avec le Tout et la compréhension qui peut en être faite avec notre mental limité. Je vous en ai parlé en introduction de ce livre, et nous nous en servirons tout au long de cet ouvrage : c'est la représentation du yin-yang.

Ce symbole se nomme Taiji en chinois et veut justement dire : « clef de voute de l'univers ». Souvent traduit par « faîte suprême », il représente dans le Taoïsme* le fondement originel de l'univers. Une sorte de vérité absolue symbolisant le fonctionnement même de toute chose. Pour moi, ce symbole est un véritable maître, qui peut nous enseigner durant toute notre vie, quelles que soient les situations, pour peu que nous en ayons vraiment compris les secrets. C'est, croyez-moi, un des plus grands alliés de notre auto-guérison !

---

* *Le taoïsme, qui nous vient du réel ou supposé Lao Zi, est un des trois piliers de la philosophie chinoise avec le confucianisme et le bouddhisme.*

Donc, prenons quelques instants pour en poser les bases et en révéler les subtilités. D'autant que, comme nous allons le voir, il est le plus souvent totalement incompris.

Le Taoïsme trouve son origine avec le Tao Te King, un texte attribué à Lao Zi. C'est une voie de sagesse qui se fonde sur l'existence d'un principe absolu à l'origine de tout : le Tao, l'Unité, « la Mère du monde ». C'est la force fondamentale qui engendre tout ce qui existe. C'est l'essence même de la réalité qui par nature ne peut être exprimée par la parole. La parole créant une séparation qu'il ne peut y avoir dans ce cas puisqu'on parle de l'Unité. On retrouve justement cette idée de ne pas nommer Dieu dans de nombreuses religions. Le Taoïsme ne personnifie pas un dieu à l'extérieur de nous mais considère le Tao comme le principe même de l'unité et de l'absolu. Le grand tout qui nous a créés, qui nous habite nécessairement et qui nous englobe aussi.

La physique quantique a mis en évidence que la matière, et donc l'univers, est essentiellement du vide. Ce livre est essentiellement du vide. Cette Terre sur laquelle nous nous tenons est essentiellement du vide. Mais plus que ce vide, il existe une information qui relie puissamment le noyau de l'atome qui nous compose à ses contours. Nous nommons souvent cette information invisible « énergie ». C'est le Tao des taoïstes.

C'est à partir de là que nous allons redécouvrir le véritable sens oublié de ce symbole qu'est le Taiji. Il est intéressant de noter qu'on le retrouve aussi dans les cultures celtiques et romaines, ainsi que des équivalents dans d'autres cultures, comme je l'ai découvert chez les pré-incas.

Puisqu'ils avaient compris qu'il existait un monde invisible à l'origine de toute chose, les peintres taoïstes commençaient par peindre un disque complètement noir, pour montrer que tout d'abord existe seulement le Tao : l'absolu, le mystère, le non manifesté, l'unité.

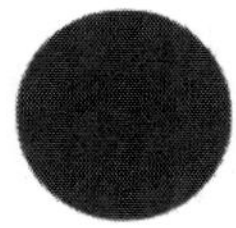

Puis, avec de la peinture blanche, ils dessinaient, en montant, un élan blanc représentant au contraire le manifesté. Une forme blanche partant du point le plus bas du cercle pour signifier une naissance puis une croissance. Tout en prenant soin de ne pas tout recouvrir et de laisser un rond noir apparaître à l'intérieur du blanc. Cela signifie que même au cœur du monde manifesté, il existe toujours un lien avec le Tao, et que c'est une sorte d'illusion, de voile au-dessus de la grande matrice.

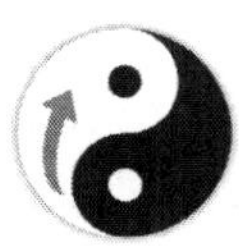

Enfin ils laissaient tomber une goutte de blanc sur le disque noir pour montrer qu'au cœur du grand mystère existe le germe de la manifestation.

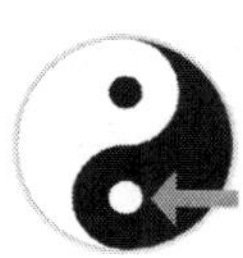

De cette création, de cette manifestation, est né le symbole de deux principes semblant opposés, mais qui sont réunis dans un tout unique : le yin et le yang. Pour dire vrai, le « et » est de trop. Yin « et » yang ne se dit pas. Mais yin yang sans le « et », car l'un ne peut exister sans l'autre : ils sont indissociables.

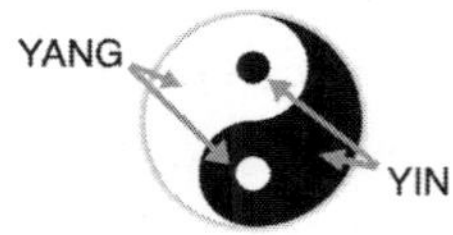

Le yin représente le non manifesté, l'Unité, le mystère, ce qui n'a donc pas été manifesté. Ainsi est-il noir comme la nuit. Le yang représente le manifesté, le visible, la lumière. Il est donc blanc comme le jour.

En réalité, ce symbole décrit simplement deux principes nous permettant de comparer les choses. Il ne définit pas ce qui est yin ou yang. Il ne sert pas à définir les choses, ce qui est la première incompréhension courante de ce symbole, mais à les comparer. Il sert à l'analogie. Il met en exergue simplement deux principes qui s'opposent, s'encouragent, se contiennent et s'équilibrent dans un tout indissociable et harmonieux.

Ainsi nous ne pouvons pas dire que le yin est la femme, la nuit, le mal ou la lune. Ni que le yang est l'homme, le jour, le bien ou le soleil, comme nous pouvons le voir dans tant de livres. Mais puisque le yin représente le principe non manifesté et invisible, nous pourrons nous en servir pour comparer le principe féminin (sexe qui accueille et qui est caché) au principe masculin (sexe qui donne et qui se manifeste). Donc, en réalité nous pouvons seulement dire : la femme est yin par rapport à l'homme qui est yang, par comparaison. Mais un homme peut être yin, donc secret, réceptif, par rapport à un autre homme plus yang, plus visible et actif. Et ainsi de suite. Ou encore : une nuit étoilée et éclairée par la lune est une nuit yang par rapport à une nuit nuageuse, sans aucune lumière dans le ciel, qui sera donc plus yin. Retenez bien : si je dis que quelque chose est yin ou yang, je sous-entends forcément « par rapport à autre chose », mais non comme un fait en soi.

De plus, le Taiji, avec les petits ronds noir et blanc, nous rappelle bien que rien n'est totalement Yang et rien n'est totalement yin. Ce ne sont donc pas des valeurs ou des énergies, mais bien des éléments servant à la comparaison. Il sert à développer, guider notre intelligence analogique et non à définir quoi que ce soit.

Comme un véritable couteau suisse de la conscience, extrêmement didactique, il va nous permettre de comprendre toutes les situations de notre vie, y compris les maladies et la santé. Il nous aidera aussi bien à saisir les différences entre la personnalité et l'âme, entre le développement personnel et la spiritualité, entre les différents types de médecine et de thérapies, et nous permettra de définir les grandes lois de la santé et du rétablissement de la santé. Nous approfondirons tout cela plus tard.

Mais avant d'aller plus loin, il faut encore rétablir un savoir perdu : ce symbole à un sens et c'est ainsi qu'il en révèle sa magie.

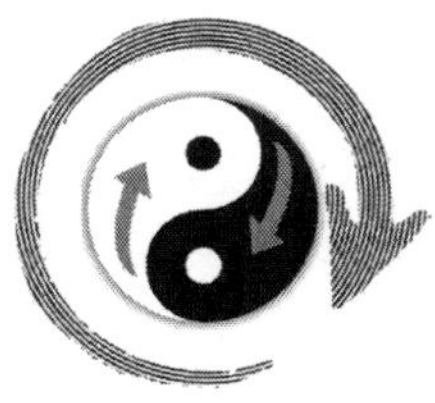

Le yang monte et rayonne à son apogée en haut. Il symbolise ainsi la naissance, puis la croissance et l'épanouissement au sommet. Tandis que le yin descend, se révèle par l'absence de yang et s'épanouit pleinement en bas. Ce sens est primordial, car c'est ainsi qu'il décrit parfaitement de nombreuses choses observables dans la nature. Comme le cycle quotidien du soleil, qui se lève à l'est, rayonne à son maximum au sud, redescend à l'ouest puis est invisible durant la nuit. Malheureusement, on voit souvent des Taiji à l'envers, ou tournés à 45 ou 90° ce qui en annule ainsi toute la signification.

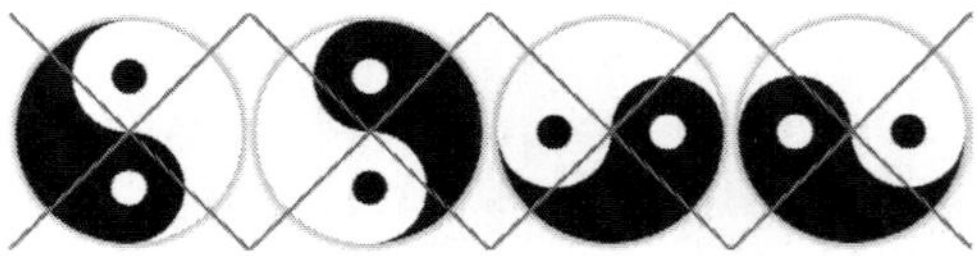

Disposé dans le bon sens, il symbolise par exemple la course des saisons, avec la sève qui monte dans l'arbre au printemps, puis l'été et le rayonnement des branches et fleurs dans toutes les directions. Puis le yang décroit, laissant apparaitre le mouvement descendant yin de la sève dans les arbres et les feuilles qui tombent durant l'automne. Et enfin la mort apparente, la non-manifestation, de l'hiver.

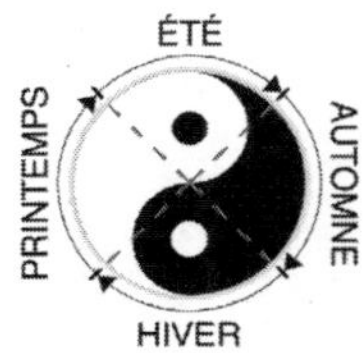

Le printemps donne l'été, qui donne l'automne, qui donne l'hiver, qui donne à nouveau le printemps. C'est le cycle de la création. Mettre ce symbole à l'envers symboliserait donc la destruction. Comme nous n'avons jamais vu de saison d'hiver donner l'automne puis l'été puis le printemps. Ce n'est pas le sens de la vie !

J'ai lu une fois que ce symbole tournait sur lui-même, en réalité c'est faux : ce n'est pas le symbole qui tourne, mais plutôt comme un curseur qui tourne autour. Le symbole décrit parfaitement la vie. Et la vie est faite de différents cycles qui tournent autour, comme une trotteuse. Par exemple, la course annuelle du soleil y est décrite : le soleil est à son apogée le 21 juin, donc au summum du yang, et à son périgée le 21 décembre avec la nuit la plus longue, au cœur du yin.

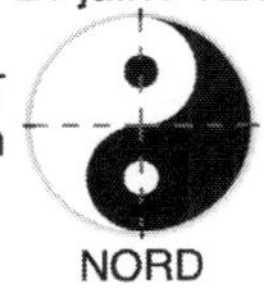

Tout ceci est très important pour saisir la suite du livre. Ce symbole est pensé d'une manière précise afin de transmettre correctement son intelligence analogique. Dans le cas contraire, le message ne peut pas passer, nous assistons à toutes sortes d'incompréhensions et surtout à une perte de sens. Le symbole et son pouvoir de mise en lumière de notre vie, de nos états physiques, psychiques ou spirituels, ne sont plus compris et assimilés.

Une fois que le Taiji est dans le bon sens, nous pouvons percevoir, même physiquement dans notre corps, que le yang symbolise ce mouvement vers le haut et l'extérieur, lumineux (comme le blanc), tandis que le yin symbolise ce retour vers le bas, vers les profondeurs et l'obscurité (comme le noir). Même la science a confirmé que le cerveau gauche est celui de la logique et de l'action, donc yang, tandis que le cerveau droit est celui de l'intuition et de la réceptivité, donc yin. Avec une interaction parfaitement décrite par le Taiji. Dans le bon sens, ce symbole explique tout, oui tout. Dans le mauvais sens par contre, il perd tout son pouvoir !

Ce symbole est une véritable cartographie de notre santé, de notre psyché, de la vie. Il peut nous aider à comprendre tous les phénomènes qu'ils soient historiques, politiques, sociaux, familiaux, sentimentaux, physiologiques, et même scientifiques. Par exemple, il décrit à la perfection les deux voies du système nerveux autonome appelées systèmes sympathique (activation de l'organisme en vue de la fuite ou du combat) et parasympathique (ralentissement des fonctions physiologiques, économie de l'énergie, mise en route de processus réparateurs). Les Chinois, avec ce symbole et cette compréhension analogique, « ont créé une médecine du corps et de l'esprit capable d'assurer le maintien d'un tel équilibre neurologique »*.

Croyez-moi ou non à ce stade, je ne vous ai pas encore dévoilé les principaux enseignements de ce symbole, mais nous pouvons pour l'instant retenir plusieurs choses quand même :

- il y a une unité cachée et sous-jacente
- cette unité englobe l'apparente dualité dans une force d'harmonisation permanente (le cercle)
- le yin évoque ce qui est sous-jacent et non manifesté, le yang, lui, ce qui est manifesté
- yin-yang sont interdépendants
- ils s'opposent et se limitent mutuellement
- quand l'un croit, l'autre décroit
- à l'extrême, l'un comme l'autre se transforme en son contraire
- ils s'engendrent mutuellement, dans un renouvellement permanent
- yin-yang s'alternent dans un cycle infini
- rien n'est complètement yin ou yang

"Tout est relatif."
-Albert Einstein

Retenez bien ces grandes lois du yin yang. À elles seules, elles peuvent bouleverser notre philosophie et notre vision du monde.

---

* *Thierry Jansen, Chirurgien et psycho-thérapeute dans « La guérison intérieure ».*

Utilisez-les dans votre analyse politique et vous bouleverserez votre compréhension. Utilisez-les pour comprendre vos relations ou votre couple et votre vision du monde sera révolutionnée. Je réserve ces développements pour d'autres ouvrages sur les relations, le couple, la pédagogie ou le management. Dans ce livre je me concentrerai comme prévu sur notre guérison, car c'est un sujet global, qui prend aussi en compte notre vie relationnelle ou sociale par exemple. La compréhension de notre santé, de la vie en nous, de notre fonctionnement. C'est le point de départ, la base que je souhaite poser dans ce livre et qui vous permettra de comprendre tout le reste.

2. Les 7 lois de l'auto-guérison

Changer de paradigmes

" La vérité c'est ce qui continue d'exister
quand on cesse d'y croire. "
- Philip K.Dick

À chacun des maux que j'ai eus, observer que la médecine moderne, la médecine traditionnelle chinoise, le yoga pranayama, l'hypnose et la programmation neurolinguistique, la naturopathie, l'hygiénisme, l'homéopathie, l'ostéopathie... tous ont eu une vision différente des causes de mon symptôme. Et tous m'ont proposé des moyens différents de régler cet inconfort.

Observer que dans toutes ces méthodes, il y a des gens convaincus qui expliquent comment ils ont effectivement été soignés et guéris. Ressentir moi-même les bienfaits de toutes ces pratiques et grâce à chacune d'elle, apporter plus de santé dans ma vie.

À l'âge de 15 ans, j'ai lu mon premier livre d'auto-hypnose et j'ai commencé à m'enregistrer des K7 sur mon baladeur-enregistreur. Je vivais avec un père ouvrier et une mère fonctionnaire, mes grands frères et sœurs étaient partis de la maison depuis longtemps et mon environnement était rempli d'amour. Mais c'était un environnement très classique concernant la manière de voir la vie.

J'entendais les informations déprimantes à la radio le matin, au journal télévisé le soir, il fallait faire très attention à notre niveau de vie plutôt contraint et il était important de bien faire ses devoirs, car « la vie est difficile ».

À cette époque, l'état d'esprit était pratico-pratique, sans religion - à part les fêtes traditionnelles catholiques vécues sans foi et sans conscience - et sans aucune curiosité pour les domaines de l'esprit, du développement personnel ou des médecines alternatives. Je vivais dans une certaine vision de la vie plutôt terre à terre. J'avais cependant déjà découvert d'autres visions et développé beaucoup plus d'enthousiasme grâce à la musique, en particulier grâce à la présence d'un professeur rayonnant et positif. Il me sortait de ma vie taciturne pour me propulser dans la créativité et l'expression de soi ! J'avais tout simplement commencé à changer mon système de croyances.

À 15 ans, je commençais avec mes auto-hypnoses à décider concrètement quelles croyances je voulais adopter. Ça me passionnait, mais ce n'était vraiment que le début ! Tout au long de mon parcours, je n'ai cessé de confronter ma vision du monde à d'autres, comme on le fait tous. Mais j'ai vraiment remarqué qu'il y a des croyances si profondément ancrées en nous qu'on ne les remet jamais en question. Elles sont là, comme une tâche de fond culturelle et sociale, tout le monde ou presque les partage et, sans nous en rendre compte, elles programment totalement notre vie.

Ces grandes croyances peuvent être teintées par notre pays et notre histoire partagée, mais aussi par notre sexe, la couleur de notre peau, le PIB par habitant, l'accès aux soins, nos traditions religieuses, les inégalités sociales, les cultures politiques, nos structures familiales, etc. Dans chacun de ces cas, il en résulte un ensemble de codes, de croyances, de pratiques partagées souvent de façon totalement inconsciente, qui nous défint et qui fait que, entre personnes du même groupe, nous nous comprenons sans avoir à nous répéter et à nous expliquer. Ce sont comme des raccourcis complètement inconscients qui définissent cependant le cadre de nos pensées. C'est ce qu'on appelle en sciences humaines des paradigmes. Ces croyances sont considérées comme vraies et sont sous-jacentes à toute discussion, sans être nommées.

Par exemple, dans notre pays, il y a un ensemble de croyances que certaines choses sont bonnes ou mauvaises et qui peuvent ne pas l'être dans un autre pays ou une autre culture. Or le propre d'une croyance et donc d'un paradigme, c'est précisément d'agir comme un filtre, en interprétant la réalité de façon qu'elle confirme toujours cette croyance !

Si dans notre culture, nous avons le paradigme que la démocratie est positive et souhaitée, nous interpréterons tous les évènements dans ce sens, ne voyant que les abus des dictatures par exemple. Mais dans d'autres pays où le paradigme principal repose sur la force du chef, ils verront toutes sortes d'évènements comme des révélateurs de la faiblesse des démocraties et seront heureux d'avoir un chef fort pour maintenir ou relever le pays.

Comprenons bien ceci ! Nos croyances filtrent la réalité pour ne voir que ce qui les confirme. J'insiste sur ce point. Croyance = filtre. Nous nommons cela le « biais de confirmation » : non seulement nous adorons trouver des points qui nous confirment ce que nous pensons et en plus, nous le faisons inconsciemment toute la journée. Nos croyances sur les hommes se confirment sans cesse, nos croyances sur les femmes se confirment sans cesse, idem sur les « riches », sur les politiques, sur tel peuple ou telle religion, etc. Et ce quel que soit ce en quoi nous croyons.

En effet, vous avez dû remarquer que nous ne réagissons pas tous de la même manière aux évènements. Pour deux frères qui vivent le même traumatisme, leurs réactions pourront être différentes, car chacun réagit à la vie en fonction de ses croyances et non en fonction de l'évènement lui-même ! Comme nous l'interprétons différemment, notre façon d'y réagir va être différente, et comme nous réagissons différemment, nous façonnons notre réalité différemment. Donc finalement le cours des évènements va petit à petit se modifier afin de répondre à notre interprétation... J'aurai ainsi créé ma réalité sans m'en rendre compte.

À la base, cette fonction est utile pour l'esprit afin de faire le tri de toutes les informations auxquelles il est soumis 24h/24 et éviter ainsi de saturer. Le cerveau cherche des points fixes dans un monde qui ne l'est pas, afin d'y trouver une certaine sécurité pour ne pas se remettre en question à chaque instant. De plus, en tant qu'êtres sociaux, il est utile de nous adapter aux paradigmes dans lesquels nous baignons afin d'entretenir des relations stables et apaisées avec les gens.

Il est ainsi vraiment difficile de changer de paradigme tant nos croyances se confirment tout le temps et nous permettent d'être acceptés par les gens autour de nous puisqu'ils partagent les mêmes. Toute la journée, notre inconscient cherche à confirmer ce qu'il croit. Il choisit les documentaires, les lectures, les hommes politiques, les philosophies qui le confirment. Il lance des discussions pour le confirmer. Pareil dans les réseaux sociaux.

C'est ainsi que celui qui ne croit pas à l'auto-guérison mais seulement à l'action externe d'un médicament, car prouvée et reproductible, ne peut pas guérir seul. Et il y a de fortes chances qu'il ne lise jamais ce livre ! Ou bien qu'il le lise en cherchant inconsciemment à confirmer que c'est impossible et que l'auteur n'est qu'un charlatan. Ainsi il essaiera de trouver dans le texte des biais et des raccourcis ou toute sorte de choses qui confirment ce qu'il croit déjà. Et comme il y en a forcément dans toute expression humaine et dans tout ouvrage pédagogique, il aura une confirmation de ce qu'il pensait.

Le fait que l'auteur ne soit ni médecin ni scientifique par exemple, sera une preuve que nous ne devons pas l'écouter. Pour d'autres, s'il avait été écrit par un chercheur reconnu et célèbre, ils auraient plus facilement confiance aux propos.

C'est ce qu'on appelle le « biais d'autorité ». Grâce à lui, nous croyons plus facilement quelqu'un de reconnu, et nous nous vantons de nos informations, car c'est « untel » qui l'a dit. Alors qu'il est possible que, parallèlement, de nombreux autres chercheurs reconnus disent l'inverse.

Bref, le biais de confirmation est si naturellement ancré en nous qu'il est utilisé dans le marketing pour nous faire choisir leurs produits en travaillant sur la « preuve sociale ». Vous savez, ce qui fait que vous avez tendance à vous arrêter dans le restaurant qui a l'air plein, donc supposément aimé, plutôt que dans celui d'à côté, complètement vide.

C'est aussi ce qui fait que, lorsque nous achetons en ligne, nous nous intéressons en priorité à l'avis des gens et à la note qu'ils ont attribuée au produit. Les marqueteurs le savent si bien qu'ils n'hésitent pas à payer des gens pour qu'ils laissent un commentaire positif. D'ailleurs, la première question qui revient sans cesse sur l'auto-guérison, c'est la demande de preuve que ça fonctionne, avant de pouvoir parler du fond. Révélant d'entrée que nous n'y croyons pas. Nous voulons d'abord des preuves scientifiques et ensuite seulement, on voudra peut-être bien s'y intéresser.

Autant j'aime bien la rationalité, mais cette attitude est d'un biais logique plombant ! « Je ne crois qu'en la science », disent certains ! Dans ces cas-là, j'ai toujours envie de leur demander si avant la théorie de la gravité, ils croyaient quand même que la pomme tombait de l'arbre ou s'ils n'y croyaient pas puisque ce n'était pas encore expliqué de manière scientifique.

La différence avec l'auto-guérison, c'est que l'expérience est intérieure, elle n'est pas aussi visible qu'une pomme. Mais il leur suffirait d'essayer eux-mêmes pour l'observer. Et comme je l'ai dit en introduction de ce livre, il existe déjà des milliers de témoignages, mais aussi des centaines d'études scientifiques montrant en détail certains faits de l'auto-guérison, alors renseignez-vous. Ici, je vais vous expliquer le fond.

Je sais, j'insiste beaucoup sur ce passage, car je veux m'assurer que tout le monde me suive, même les plus sceptiques. Nous ne pouvons pas nous défaire de nos croyances, c'est impossible. Nous pouvons seulement les changer ! Et comme il s'avère que ces croyances sont une sorte de prophétie auto-réalisatrice, cherchant à se confirmer sans cesse, nous serions avisés de les observer avec minutie afin de voir celles qui sont propices à notre santé et celles qui ne le sont pas.

En effet, les paradigmes définissent un cadre inconscient à la réflexion et il en existe évidemment concernant notre santé. Alors la compréhension et le jugement que nous portons sur les maladies, et donc la manière de nous soigner, dépendent de ces paradigmes.

En m'intéressant à la santé sous toutes ses formes (physique ou psychique) et à de multiples thérapies et médecines, j'ai découvert sans cesse des paradigmes différents qui m'ont fait bouger hors du cadre fixé par mes croyances inconsciemment adoptées jusqu'alors.

Et c'est là où je veux en venir : en étudiant les effets de ces paradigmes sur nos capacités d'auto-guérison, j'en ai défini 7 à adopter pour une meilleure santé personnelle. Ceux-ci améliorent considérablement notre santé, tandis que les paradigmes inverses limitent ou réduisent à néant nos capacités d'auto-guérison. Cela me paraît donc très utile de bien comprendre cela ! Car oui ! Si mes croyances interprètent l'environnement en jouant leur rôle de filtre, elles programment aussi forcément ma manière d'y répondre et de m'y adapter ! Ainsi, si je change mes croyances et donc ma manière d'interpréter la réalité, je change en même temps les signaux que j'envoie à mon organisme et il va se comporter alors complètement différemment. C'est aussi simple que ça. Et cela aussi rapidement que je me mets à saliver quand j'imagine un citron dans ma bouche !

Un paradigme est indépendant de la science. Mais comprenons bien, que malgré tout, il définit comment les recherches vont être menées, ce qui est bien ou mal vu dans le milieu scientifique, donc ce qui va être financé ou pas, publié ou non. Il influence les conclusions que l'on tire des résultats des recherches et surtout l'usage qu'on en fait, notamment pour le sujet qui nous concerne, dans le milieu médical. Le paradigme n'est pas prouvé par la science, mais entoure et guide les scientifiques qui la font, les médias qui s'en emparent, les laboratoires pharmaceutiques qui s'en servent et enfin les malades eux-mêmes.

Il s'agit donc plutôt de savoir quel paradigme me permet concrètement de m'auto-guérir plutôt que de savoir s'il est vrai ou faux ! Je vous propose dans ce chapitre de remettre en question nos anciens paradigmes pour en adopter d'autres et nous lancer dans l'incroyable aventure de l'auto-guérison et de la connaissance de soi. J'ai appelé ces paradigmes, les 7 lois de l'auto-guérison. Pour moi, ce sont les règles du jeu primordiales de l'auto-guérison et comme pour chaque jeu, il y a beaucoup plus de chances de gagner si on les connait !

Je sais que certaines de ces visions du monde sont déjà connues par certains de mes lecteurs. Mais connues ne veut pas dire adoptées. Ainsi je pense qu'il est toujours bon de les remettre au clair afin de vraiment les intégrer dans notre vécu. Ces 7 paradigmes sont en quelque sorte le socle, les fondations pour que nous nous comprenions bien ensuite. Pour que nous parlions le même langage. D'autant que je pense sincèrement qu'adopter ces paradigmes, et s'habituer à penser notre santé comme ils nous y invitent, c'est déjà faire 50% du chemin vers la pleine santé.

Loi 1 : Science sans conscience ruine ma santé

" Science sans conscience
n'est que ruine de l'âme. "
- Rabelais

Observer que la grande majorité des gens à qui l'on demande de poser la main sur leur cœur, la pose en fait sur leur poumon gauche ! Ignorant complètement que leur cœur est au centre de la poitrine sous le sternum ! Me demander comment on est arrivé là.

Être très bon élève dans un bac scientifique. Connaître nombre de choses sur les cellules et les mitochondries. Faire de jolis schémas avec des couleurs. Puis avoir 25 ans, me plonger dans la médecine traditionnelle chinoise et les pratiques taoïstes de ressenti des organes. Découvrir que je ne savais pas où étaient situés mes organes dans MON propre corps. J'étais évidemment encore moins capable de les ressentir. Me demander comment on est arrivé là.

Voir dans les médias des émissions présentant l'intérêt scientifique des câlins, de la marche en forêt, de l'intérêt du repos ou du sport, ou bien encore d'une alimentation équilibrée. Observer que les gens vont marcher en forêt, se reposent, ou décident de manger équilibré, car la science leur a dit que c'était bon pour eux. Me demander comment on est arrivé là.

Me former en Programmation Neurolinguistique, Sophrologie, Hypnose, Analyse Transactionnelle. Apprendre comment apprendre, mieux mémoriser, mieux m'organiser, être plus efficace, mieux communiquer ou avoir un esprit plus alerte grâce à la respiration… Observer que je n'ai jamais appris ça à l'école, où j'en aurais eu tellement besoin pourtant. Me demander comment on en est arrivé là…

Soyons clairs : même si après hésitation je n'ai pas choisi ce domaine pour faire mes études, j'adore la Science ! J'ai toujours été abonné à des magazines scientifiques, je suis plutôt technophile et « geek » sur les bords et je dévore les chaines et émissions scientifiques sur le web. Mais force est de constater que la science a pris une place énorme… au détriment de la conscience. Nous vivons dans une société dont un des paradigmes est : seule la science compte. C'est une philosophie bancale ! Comme si l'on s'était mis à marcher sur une seule jambe, pensant que c'est la meilleure, la vraie… Du coup, l'autre s'est atrophiée alors qu'elle était pourtant complémentaire pour notre stabilité. Une jambe étant la science et l'autre… la connaissance de soi ou la conscience.

Notez bien ce que j'entends ici par « Science ». J'utilise ce mot pour parler de l'ensemble des postulats et paradigmes globalement communs aux chercheurs scientifiques, mais je veux surtout pointer l'utilisation et la compréhension qui en est faite par le grand public, les médias, l'éducation, etc. Je sais bien qu'il existe une grande diversité de disciplines et de méthodes scientifiques, de nombreux scientifiques en désaccord ainsi que des recherches de pointe qui sont en train de transformer les pratiques.

Pour résumer, j'utilise le mot « science » au sens de « ce qui concerne l'étude de l'autre ». La connaissance de ce qui est à l'extérieur de moi. C'est bien dans ce sens-là que j'utiliserai ce mot dans ce livre. Nous étudions le corps humain en étudiant celui de l'autre, voire même en disséquant les cadavres des autres. Nous étudions les découvertes scientifiques faites par d'autres, l'histoire vécue par d'autres, la psychologie et la philosophie des autres, nous lisons leurs textes, nous jouons à leurs jeux, nous adoptons leurs règles. Sachant que parallèlement à cela, nous vivons dans une société où nous nous inquiétons excessivement du regard des autres et où nous faisons tout pour être aimés des autres.

Jamais nous ne nous étudions nous-mêmes ou très peu ! Jamais nous n'apprenons à ressentir nos organes, à ressentir que telle ou telle zone de notre corps est tendue ou bloquée, à observer nos pensées. Comprendre comment « moi » je fonctionne, comment

« je » respire et comment ma respiration influence ma concentration, comment ce que « je » mange à midi influence mon état émotionnel et intellectuel de l'après-midi, comment « je » fais des biais cognitifs et des erreurs de raisonnement dans ma vie de tous les jours. Nous n'apprenons pas à penser, mais à réciter et à faire ce qu'il faut pour être bien noté. Nous n'apprenons pas à ressentir ou exprimer nos émotions, mais au contraire à les fuir ou à les contenir. Ou à l'inverse à les déverser sans aucun recul, sans aucune conscience. Nous n'apprenons pas davantage à ressentir notre corps, mais au contraire à ne pas l'écouter et à rester « fort ». Nous vivons dans une société qui a mis en avant la science, a écrasé la conscience, le propre de la science étant de bannir la subjectivité. L'objectivité est reine, le subjectif est à rejeter. Et c'est assumé. Comme nous le verrons plus loin, nous ne pouvons pas, par essence, appliquer la méthode dite scientifique à la connaissance de soi et par conséquent, celle-ci a été délaissée.

Même les étudiants en médecine sont enjoints à ne surtout pas ressentir ce qui se passe dans leur corps ! En effet, il est courant que les étudiants craignent d'être atteints de toutes les maladies qu'ils étudient successivement au cours de leurs études. Ils sont alors encouragés à ne faire aucun cas de ce qui se passe en eux. Donc ils sont, pour la première fois dans toute l'histoire des médecines dans le monde, encouragés à ne rien ressentir de ce qui se passe dans leur corps. Science… sans conscience.

Si nous nous replaçons du point de vue scientifique, supprimer la subjectivité est évidemment un moyen d'éviter les raccourcis, les biais, les fausses interprétations, un moyen de chercher les causalités et de bannir les corrélations. Mais pour l'auto-guérison la subjectivité est essentielle. Même si cela parait saugrenu, je peux par exemple me sentir beaucoup mieux depuis que je bois du « jus de coquelicot » durant ma chimiothérapie (exemple pris au hasard). Ainsi subjectivement, je suis en train de faire une corrélation : ça arrive en même temps.

Mais pour la démarche scientifique, tant qu'une étude n'aura pas démontré que le « jus de coquelicot » est vraiment la cause de l'amélioration de ma condition, aucune corrélation ne sera validée. Il faudrait que le « jus de coquelicot » soit testé sur des milliers de cobayes avec de résultats convaincants pour être sûr des conséquences et de la reproductibilité de son effet lors d'une chimiothérapie. Ma seule expérience ne prouve absolument rien. Et c'est tout à fait vrai ! La méthode scientifique est tout à fait juste sur ce point et ne doit pas changer. Mais la connaissance de soi, c'est trouver ce qui fonctionne pour soi et non prouver quoi que ce soit aux autres !

L'histoire occidentale a voulu que la science se spécialise dans la voie de l'objectif, du quantifiable et du reproductible (« A » provoque toujours « B »). C'est l'âge d'or de la pensée analytique. Analyse : « lyse » signifiant détacher, couper en grec. C'est une approche intellectuelle où l'on coupe en petits bouts pour comprendre et s'assurer que « A » provoque bien toujours « B ». Cette démarche est positive, mais elle a contribué à la construction d'un paradigme tenace qui dit que c'est la seule et unique voie à suivre.

Par ignorance, et aussi sans doute par réaction à la pensée floue et obscure des religions qui s'étaient alors accaparées le subjectif, les scientifiques puis la société ont pensé que le subjectif était à bannir. Point. Le subjectif, un truc flou et changeant, qu'il était de bon ton de ne pas mélanger à la science. Tout ce qui relevait du ressenti personnel, difficile à quantifier, objectiver, était à ignorer. Qualifié de trop « ésotérique ». Mot qui est même devenu une sorte d'insulte méprisante parfois. Pourtant il veut seulement dire « aller vers l'intérieur » en grec (esôtirokos) !

Cette pensée analytique a clairement colonisé les esprits, y compris le système éducatif qui est majoritairement encore aujourd'hui le moyen de transmission de cette vision de la vie. Avec le temps, cette approche analytique nous a déresponsabilisé. Or, du point de vue de la connaissance de soi, notre but c'est de ressentir et d'essayer. Affiner ses perceptions et essayer encore. Et non attendre que quelqu'un d'autre nous prouve que ça marche pour ensuite bien vouloir tenter quelque chose ! Réfléchissez-y... Heureusement que les gens n'ont pas attendu que la science prouve par exemple les effets de la méditation pour s'y mettre depuis des siècles. Seule l'expérience intérieure comptait et l'intime conviction pour celui qui transmettait cette méthode que, s'il y arrivait, alors n'importe qui d'autre pouvait y arriver aussi et ressentir les mêmes effets positifs.

Aujourd'hui, quiconque invente une nouvelle thérapie est traité de charlatan ou de gourou s'il n'est pas validé par des diplômes. Pourtant les sages bouddhistes, les taoïstes, les yogis (entre autres) n'ont aucun diplôme à soumettre et tant de choses à apporter ! Quelqu'un comme Wim Hof* par exemple, n'a pas attendu que la science explique ses capacités hors du commun de résistance au froid. Par sa seule subjectivité et sa propre méthodologie, il a su dépasser ses propres limites et même les limites de la grande majorité de ses semblables. Heureusement que pendant des milliers d'années les gens ont essayé et créé des choses avant que ça ne soit prouvé par la « science » !

Cet état d'esprit, même s'il n'est pas adopté par tout le monde est quand même un paradigme bien installé dans notre société. En fait, cette démarche scientifique n'est pas critiquable ou mauvaise en soi. Au contraire d'ailleurs, elle a son utilité ! C'est juste qu'elle passe à côté de tout une partie de la vie. Si nous adoptons ce paradigme, nous marchons sur une seule jambe. L'essor des médecines alternatives et le retour des médecines traditionnelles sont une preuve de l'intuition et de l'expérience des patients comme des praticiens : il existe une autre jambe sur laquelle s'appuyer.

Ainsi, au lieu d'abandonner la subjectivité, si nous rentrions pleinement dedans afin de l'étudier et la rendre… fiable ! C'est tout le sujet de mon travail ! Fixer un cadre, une méthode pour l'étude de l'humain que nous sommes. Un cadre qui prend en compte tous les plans de notre vécu, ainsi que la diversité des moyens possibles pour améliorer notre santé. Car l'auto-guérison c'est se guérir soi-même, ce qui permet d'enlever un nombre incalculable de difficultés dans

---

* *Hollandais appelé « l'homme de glace » du fait de sa capacité à résister au froid extrême.*

les recherches : les autres ! Les milliards de personnes différentes de moi et qui vont donc réagir différemment à toute analyse vu qu'une personne, un individu complet, est d'un niveau de complexité qui donne le vertige à cette science analytique.

En effet en tant qu'individu unique, de notre point de vue nous ne sommes pas une statistique. Même s'il est prouvé, par exemple, qu'il est bon pour la majorité des personnes de « manger cinq fruits et légumes par jour », ce n'est peut-être pas bon pour moi. Je suis la seule personne qui peut le savoir. La science a étudié l'autre. La connaissance de soi, c'est l'étude de soi. La science peut néanmoins contribuer à la connaissance de soi dans le sens où elle me dit là où il faut regarder. Dans cet exemple, je peux grâce à la science supposer que ces « cinq fruits et légumes » seront bénéfiques et donc faire l'essai en connaissance de cause. De la même manière, la connaissance de soi peut contribuer à la science, en donnant au scientifique des pistes de recherche qu'il pourra ensuite souhaiter vérifier sur les autres.

Mais à un niveau individuel, prenons conscience de ceci : il a été observé que la pensée analytique est un frein à la suggestion hypnotique. Or, dans le cadre de l'auto-guérison, nous avons notamment besoin de pouvoir pratiquer l'autosuggestion de manière efficace. Si nous sommes trop coincés dans la pensée analytique nous irons plus lentement. Ce qui, dans le cadre de l'auto-guérison, est un facteur à ne pas négliger !

À l'opposé, la pensée symbolique par exemple est une manière d'accélérer la compréhension (comme avec l'utilisation du Taiji). Nous utilisons l'électricité sans forcément comprendre comme elle fonctionne, de même, nous utilisons notre corps et ses capacités infinies sans avoir besoin de comprendre comment fonctionnent nos cellules. Ça peut certes servir, c'est même de mon point de vue extrêmement intéressant, mais ce n'est pas primordial. Un des freins les plus importants que j'ai observés autour de moi est notre compulsion à tout vouloir comprendre de manière analytique, au lieu de laisser libre cours à la vie, à nous faire confiance, à lâcher prise, à tester.

Puisque la démarche d'auto-guérison est intérieure et personnelle, nous allons un instant oublier la science et nous attacher à ressentir ce qui nous fait du bien sans forcément comprendre pourquoi. Faire des câlins produit une endorphine responsable de notre bien-être : ai-je besoin de savoir cela pour ressentir le bienfait du câlin ? Nous allons tout recommencer, mais depuis nous-mêmes, en conscience. Et non depuis ce qu'il en est pour l'autre et la science. Il ne s'agit en aucun cas de renier la Science avec un S majuscule. C'est juste une question d'équilibre. Rétablir l'équilibre avec la seconde jambe. En réalité, elle engendre et nourrit la connaissance de soi. Et inversement, la conscience engendre et nourrit la science qui en a besoin plus que jamais. Les deux sont complémentaires comme le yin-yang. Pour une vraie philosophie de la santé, les deux sont nécessaires.

Nous limiterons donc notre propos dans le cadre de ce livre à l'auto-guérison et n'évoquerons que très peu la guérison venant de l'extérieur, fortement utile en cas d'urgence notamment. Les deux étant complémentaires, l'un n'empêchant pas l'autre. Il me paraît donc évident qu'un vrai soignant, médecin ou coach de santé se doit de connaître un minimum ces deux aspects, ce qui actuellement est très rarement le cas.

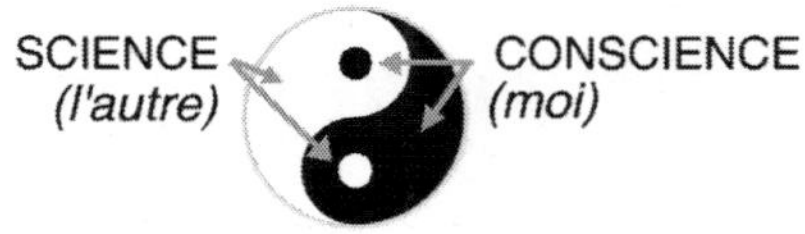

Science et conscience s'engendrent, s'encouragent et se régulent. Il y a un peu de l'une dans l'autre. Pour ma santé, j'adopte un nouveau paradigme : « science sans conscience ruine ma santé ». Ma guérison étant personnelle, ma subjectivité et ma pleine conscience me serviront au moins autant que la science.

Loi 2 : La pensée systémique me soigne

“ Regarder n’est pas voir. ”
- Anonyme

Avoir mal à la tête. Prendre un comprimé pour enlever le symptôme. Ne pas chercher à ressentir, à mettre en lumière ou à s’occuper de la cause qui a créé ce mal de tête. Ne pas écouter mon besoin de calme, de repos, ou d’hydratation qui peut être à l’origine de ce symptôme. Et du coup le subir à nouveau plus tard.

Avoir mal au ventre. Prendre un comprimé pour enlever le symptôme. Ne pas chercher à ressentir, mettre en lumière et s’occuper de la cause qui a créé ce mal de ventre. Ne pas écouter mes besoins à l’origine de ce symptôme. Et du coup le subir à nouveau plus tard.

Vivre de gros conflits avec ma partenaire. Mettre fin au couple. Ne pas chercher à ressentir, mettre en lumière et s’occuper de la cause qui a créé cette difficulté. Ne pas écouter mes besoins à l’origine de ce symptôme. Et du coup le subir à nouveau plus tard. Dans un autre couple.

Plus jeune, lorsque je me suis intéressé aux jeux d’énigmes, j’ai vite compris que pour trouver les solutions, il fallait toujours se placer sur un autre niveau de compréhension. Toujours élargir le cadre de mes pensées. « Think outside the box* », disent les Américains. Et puis j’ai pu observer petit à petit comment dans mon quotidien, au contraire, j’avais l’habitude de rester focalisé sur un problème, sans jamais élargir ma vision. Cette personne m’a mal parlé ? C’est qu’elle est idiote. Point. Il ne faut plus que je lui parle,

---

* *Cela signifie : penser en dehors de la boite.*

c'est tout. Et ce gros bouton sur mon nez ? Il faut que je l'élimine. Point. Cet élève ne comprend rien ? C'est qu'il n'est pas intelligent. Point. Quel que soit le problème, mon attention restait focalisée au même niveau que le problème. Je suis un peu sévère, car j'étais quand même plus ouvert et tolérant que ça. Mais clairement pas autant que maintenant !

La médecine moderne quant à elle a eu tendance, de la même façon, à focaliser son attention sur un problème et à chercher à le résoudre là où il est perçu, voire depuis un niveau inférieur (plus petit comme par exemple cellulaire), mais rarement depuis un niveau supérieur. Elle a disséqué le corps humain, l'a découpé en petites parties afin de bien comprendre quelles causes donnent quels résultats et proposer ensuite des traitements en fonction. Ce faisant, elle n'a malheureusement pas souvent étudié comment chacun pouvait déclencher ses propres forces d'auto-guérison. Ce n'est naturellement pas encouragé par les intérêts financiers des laboratoires pharmaceutiques dont le travail est d'apporter la guérison de l'extérieur, pour qu'elle soit achetée.

Je m'autorise pour illustrer ceci à réutiliser une merveilleuse métaphore du Dr Leon Qo Quen, un des précurseurs de la médecine chinoise en France. Vous entrez dans une pièce dont les murs sont recouverts de champignons. Vous avez ici deux options :

1/ vous faites des analyses pour savoir de quel champignon il s'agit et vous utilisez le traitement adapté pour faire disparaître CE champignon

2/ vous comprenez que l'air de la pièce est humide, car elle est mal ventilée. Vous ouvrez les fenêtres et les champignons disparaissent.

Dans les deux cas, le symptôme a disparu. Mais il se trouve que dans le deuxième cas, vous avez rétabli l'équilibre nécessaire et restauré les forces d'auto-guérison.

Dans le premier cas, vous avez eu une vision analytique, concentrée sur le symptôme et vous êtes dépendant du vendeur du produit en question, car le problème reviendra éternellement tant qu'on ne change rien à la situation. Dans le deuxième cas, vous avez eu une vision dite systémique : vous avez regardé au-delà du symptôme, pour en trouver les causes profondes. La systémique, contrairement à l'analytique, étudie les phénomènes complexes, elle prend en compte des systèmes dits ouverts, c'est-à-dire faisant intervenir des variables d'entrées, de sorties et des boucles de rétroaction (action du résultat sur la cause première).

Observons donc un instant ces différentes approches.

LA PENSÉE ANALYTIQUE :

C'est l'approche communément admise comme scientifique et qui a faussé avec le temps notre vision globale de la santé : seuls les liens de cause à effet, reproductibles, et observables par plusieurs observateurs, sont considérés. À une cause « A » correspond toujours le même effet « B ». Si ce n'est pas le cas, nous sortons du domaine de la science. Problème : il existe un nombre infini de causes et d'effets possibles, ainsi nous ne finirons jamais d'étudier toutes les causes et tous les effets et nous n'aurons jamais par ce biais de réelle vision globale.

LA PENSÉE SYSTÉMIQUE :

Cette fois-ci, « A » cause « B »... ou « C », ou « D »... en fonction de variables, telles que l'environnement, la saison, les émotions, ce que j'ai mangé à midi, si je suis assis toute la journée, si je vis en forêt ou à la mer, si je vis dans un pays en guerre, la musique que je viens d'écouter, etc. Dans un système, ce que la science a déterminé comme vrai devient en fait très peu déterminant. C'est ce qui est démontré aujourd'hui par exemple avec l'Épigénétique qui montre que les gênes s'expriment différemment selon l'environnement. De plus, cette approche systémique va étudier si l'effet engendré (B, C ou D...) peut avoir en retour une action sur la cause A. C'est par exemple l'étude des cercles vicieux ou vertueux.

Prenons un exemple concret de la vie de tous les jours : dire « je t'aime » à une personne n'aura pas toujours le même effet selon de multiples variables : si je la connais ou pas, si je le pense ou pas, si la personne le croit ou pas, si je l'ai dit dans une langue qu'elle connaît ou pas, si elle-même est célibataire ou pas, etc. Et cet effet pourra avoir une influence rétroactive sur moi. Si la personne me dit en retour qu'elle m'aime, je serai disposé à le dire à nouveau. Mais si elle se moque de moi, je ne le dirai plus. Ainsi l'effet sur B a aussi un effet sur A. Nous comprenons aisément qu'en plus d'avoir un effet sur mon comportement ce « je t'aime » pourra avoir un effet sur mon corps physique, provoquant dans certain cas le bien être, l'excitation ou dans d'autre cas l'abattement, la tristesse, le manque d'énergie ou même la colère. Nous comprenons mieux pourquoi une médecine globale, considérant tous les aspects du vécu, doit-être systémique et non pas seulement analytique. Et en particulier si nous nous intéressons à l'auto-guérison.

Voilà pourquoi après avoir suivi une chimiothérapie on vous dit « ça a bien fonctionné », ou « ça n'a pas bien fonctionné et l'on ne sait pas pourquoi, c'est comme ça, ça ne marche pas pour tout le monde… ». Évidemment ! Remarquez aussi à quel point l'oncologue ne s'engagera pas à dire que vous êtes guéri, car il ne sait pas si le cancer va réapparaître ou non. Ça dépend de tellement de facteurs que ça le dépasse. Et c'est normal. Le corps humain ne fonctionne pas de manière linéaire. Nous ne pouvons pas le comprendre de manière analytique ! Le spécialiste s'est par essence spécialisé dans son domaine : la connaissance d'un symptôme ou d'un ensemble de symptômes. Il ne connaît pas la vie dans son ensemble et vous n'avez donc pas à vous reposer uniquement sur son diagnostic. Ce n'est qu'une indication de son point de vue de scientifique sur votre symptôme, compris de manière analytique. En tant que spécialiste, il a découpé l'être humain en petits morceaux, et a parfois tendance à croire qu'il a compris l'individu, car il a compris les morceaux. Il définit que le problème vient de tel organe, ou de telle glande. Et en tant que patient nous acceptons cela. Nous nous faisons une raison. « C'est comme ça, ça ne marche plus ». Confortant par notre inaction les croyances de notre spécialiste, dans une boucle sans fin. Mais dans un organisme vivant (au contraire d'une voiture), il y a forcément plusieurs causes. Ce n'est pas juste « comme ça ». Pour illustrer ce paradigme, prenons cet exemple : dans leur ignorance, les gens sont rassurés quand on leur donne le nom de leur maladie. Ils se disent « ok c'est comme ça, j'ai ça ». Mais ce nom de maladie dit juste qu'il y a tel dérèglement à tel endroit ! Ce n'est pas une cause, c'est une symptomatique ! Les gens prennent ça pour une cause et pour la faute à « pas de chance ». Ils disent « j'ai telle maladie ». Ça rassure les angoissés et ils peuvent coller ça à leur identité. Mais ce n'est pas ça qui mène à l'auto-guérison au contraire ! Nous aurons longuement le temps d'en reparler.

Individu veut dire « indivisible ». Mais en plus de former un tout en tant qu'individu, nous avons de multiples échanges avec l'univers entier : interactions entre individus, échanges d'électrons, échanges de cellules, échanges d'émotions et de pensées, échanges avec ce que nous mangeons, respirons, mais aussi avec ce que nous voyons, entendons… Il est évident que la science et sa pensée « analytique » nous ont fait faire des progrès fantastiques, en particulier dans le domaine de la chirurgie, mais elle est forcément limitée. Et c'est là que savoir s'auto-guérir et s'intéresser à la conscience en plus de la science devient nécessaire.

En réalité, les scientifiques eux-mêmes ont conscience des enjeux de pouvoir penser la complexité. Ils ont conscience de l'impasse dans laquelle ils se trouvent et de nouveaux modèles émergent. La systémique fait de plus en plus partie de leurs travaux. Ainsi au lieu de s'intéresser à la cellule du foie, ils essaient de s'intéresser au « système foie » tout entier et à des milliers de variables d'entrées et de sortie. Mais le foie, lui non plus, n'existe pas en tant que tel, mais parce qu'il est en relation avec les systèmes nerveux, endocriniens, immunitaires, la circulation du sang, donc l'état des artères, donc les battements du cœur, mais aussi le système digestif, donc ce que nous lui donnons à manger et les interactions émotionnelles ou mentales avec son environnement. Le système sera toujours complexe et surtout… infini.

Cette démonstration sert à préparer le lecteur à penser davantage de manière systémique qu'analytique. L'auto-guérison est plus systémique qu'analytique. Et nous allons étudier dans ce livre ce système complexe (c'est à dire prenant en compte la complexité... même s'il est simple à comprendre !).

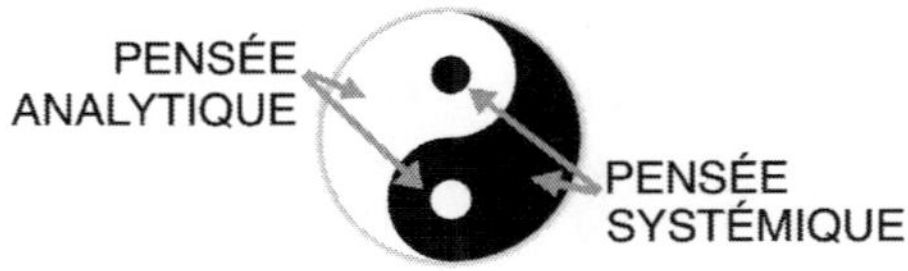

Pensées analytiques et pensées systémiques s'engendrent, s'encouragent et se régulent, et il y a un peu de l'une dans l'autre. Pour ma santé, j'adopte un nouveau paradigme : pour mon auto-guérison, je dépasse le symptôme et le détail. Je dois avoir une vue d'ensemble systémique ET une vue « chirurgicale » analytique à son service et si besoin seulement. La vision de l'aigle plutôt que celle de la souris. Think outside the box.

Loi 3 : Je suis responsable à 100%

" Que la force me soit donnée de supporter ce qui ne peut être changé et le courage de changer ce qui peut l'être. Mais aussi la sagesse de distinguer l'un de l'autre. "
- Marc Aurèle

Avoir mal à la tête. Observer que j'ai des pensées qui tournent en boucle. Sentir que ça me fait froncer les sourcils presque imperceptiblement. Boire un verre d'eau et me concentrer à nouveau sur mon corps et sur l'instant présent, et décider que je réglerai le problème qui me prend la tête quand j'aurai la réponse à certaines questions restées en suspens. Cesser les suppositions en attendant. Ne plus avoir mal à la tête.

Avoir mal au ventre. Observer que ma respiration n'est pas profonde, très limitée, presque haletante. Sentir mes angoisses. Ne pas me sentir à ma place dans ma vie, ne pas aimer ce que je fais. Me préparer à un examen autour de sujets que je n'aime pas. Pour faire plaisir, pour être un bon élève. Pour « réussir » dans la vie. Sentir qu'en réalité ce que je veux faire, ce qui m'épanouit, c'est la musique. Décider, vraiment décider, qu'après le bac j'arrête tout et je fais de la musique ! Même si ça me fait peur. Voir mes maux de ventre disparaître.

Vivre des conflits et des incompréhensions dans mon couple. Ne pas me sentir aimé. Avoir envie de mettre fin à tout cela. Puis au lieu de mettre la faute sur l'autre, observer mes besoins. Observer que je ne les assume pas, que je ne les communique pas. Je veux bien faire, mais je m'oublie, du coup je suis mal. Prendre mon courage à deux mains et exprimer mes besoins. Être écouté. En parler, avancer ensemble. Me sentir aimé. Avoir approfondi ma relation et mon amour. Voir ces conflits disparaître.

Pour dire vrai, cette notion de responsabilité j'ai mis du temps à l'accepter puis à bien l'intégrer dans ma vie. Il a toujours été plus aisé pour moi de considérer que je faisais de mon mieux, avec toute la meilleure volonté du monde et donc que tout ce qui m'arrivait n'était pas de mon propre fait. C'est le réflexe que nous avons tous, par ignorance, et c'est sans doute le paradigme qui engendrera le plus de réactions d'opposition. Mais force est de constater que le temps et l'expérience m'ont prouvé l'inverse. Que ce soit pour moi ou avec les autres. Je suis responsable à 100%.

Si vous vous êtes intéressé à ce livre, c'est que cette notion de responsabilité ne vous est pas totalement étrangère. Mais dans une époque de marchandisation de la santé et du savoir soi-disant détenu seulement par certains, où nos traitements sont souvent remboursés et où il est important d'être toujours en forme pour son travail, pour sa fierté ou pour réaliser ses désirs… il est très facile de déléguer notre santé et de ne pas se sentir responsables de notre guérison ! Mais cela induit deux types de réactions : la première est de ne pas écouter les signaux du corps et de ne pas respecter nos besoins. La seconde, de considérer que c'est le médecin ou le thérapeute qui est responsable de notre guérison et donc de se soumettre uniquement à leurs traitements. Allant même jusqu'à les critiquer ou les attaquer s'ils ne nous ont pas guéris. Ou encore de se résigner à la position de victime qui n'a pas de chance et qui a une maladie trop difficile à soigner.

Nous parlons bien ici de l'auto-guérison. Pas de loto-guérison. La guérison n'est pas une loterie. Elle répond aux lois de la nature. Vous le comprendrez au fil de ce livre. Mais attention, à ce stade de la discussion, je ne dis pas que la santé, elle, ne soit pas une sorte de loterie. Car nous naissons chacun avec un potentiel de santé différent et donc une capacité différente à nous adapter à notre environnement. Nous sommes ensuite confrontés à des circonstances différentes qui mettent notre potentiel à rude épreuve ou au contraire le renforcent. Il n'est donc pas question de culpabiliser si nous sommes malades ni de croire que c'est une faute. Ne confondons pas culpabilité et responsabilité ! Culpabiliser ne nous aidera pas. La responsabilité, elle, parle seulement de notre « habilité à répondre » à ce qu'il advient et à négocier avec nos forces et faiblesses innées.

Être en bonne santé ne signifie donc pas être plus conscient ou intelligent que les autres. Et donc être en mauvaise santé ne signifie pas non plus être moins avancé, moins conscient ou moins intelligent que les autres ! Nous ne sommes responsables que de nous. Comparons-nous à nous-mêmes, pas aux autres ! Ils ont un autre chemin, une autre vie, ont reçu une capacité d'adaptation différente à la naissance, puis ont été programmés différemment par leur éducation et leurs expériences.

Mais se sentir victime de notre vie, du passé, de notre environnement, des pesticides, de la pollution ou des autres n'est pas non plus salvateur. Nous restons coincés dans le « pourquoi » plutôt que dans le « comment s'en sortir ». Et comme on ne peut changer ni le passé, ni la pollution, ni les autres… on se persuade qu'on ne peut rien y faire et qu'on a de bonnes raisons de se plaindre. Et l'on devient totalement impuissant. En réalité, nous avons besoin de ressentir nos vrais besoins cachés et de prendre soin de nous-mêmes. Nous ne sommes victimes que jusqu'à un certain âge, mais dès que nous sommes autonomes, ce passé n'existe plus, seules comptent les actions que je vais mener pour ne plus subir la situation et la transformer.

Se sentir responsable, c'est s'engager pleinement et avec conviction dans le choix de guérir ! C'est en se sentant responsable que nous apprenons, progressons, que nous nous intéressons à tous les facteurs permettant d'améliorer notre santé. C'est en se sentant responsable que s'opère la maturité qui mène à la sagesse. Et je suis intimement convaincu que la démarche d'auto-guérison est en soi une voie spirituelle. On le verra plus tard. Personnellement, je remercie la vie de m'avoir donné une santé fragile pour m'aider à me connaitre, à m'épanouir, et à respecter la vie en moi, tout en me donnant des clés pour contribuer aux autres.

L'auto-guérison commence donc par se responsabiliser. Dès lors, toute tentative d'auto-guérison par une personne qui cherche à se déresponsabiliser est vouée à l'échec. Pourtant c'est devenu commun dans une société où nous cherchons à vendre la santé (vendre des médicaments pour une guérison qui ne vient pas de nous, mais de l'extérieur). Du coup, certains mécanismes de pensée qui sont communs parmi ceux qui ne vont jamais acheter ce livre sont aussi possiblement encore ancrés en vous. Il est nécessaire de s'en libérer et d'en être bien convaincu pour continuer cette aventure. Car on ne peut se soigner sans être convaincu. Être convaincu c'est une vraie force agissante, à l'œuvre par exemple dans l'effet placebo ou dans les opérations sous hypnose. Pour la pensée simpliste, l'effet placebo est devenu une manière de dénigrer l'effet d'un médicament, ou d'une méthode. Mais on oublie ce qui se cache derrière : une force d'auto-guérison incroyable. Étudions donc ensemble quelques erreurs de raisonnement classiques, utiles pour nous déresponsabiliser.

« J'ai attrapé cette maladie », « ça m'est tombé dessus ! ». Les mots sont non seulement révélateurs de notre façon de penser, mais aussi à leur tour, créateurs de notre façon de penser. Quand nous disons que la maladie nous est tombée dessus, nous nous plaçons d'emblée dans une position de victime qui n'a pas de chance. Nous sous-entendons que c'est le fruit du hasard. Penser ainsi signe notre impuissance. Or, nous avons créé les conditions nécessaires à l'apparition de symptômes. Nous avons fait des choix ! Nous n'avons pas respecté suffisamment nos faiblesses. On a même peut-être voulu les éviter. Bien sûr souvent, nous avons juste suivi ou subi les habitudes des autres, de notre famille en premier lieu, mais aussi de la société, ou celles inculquées par les médias (« buvez du lait, car c'est plein de bon calcium pour les os »), etc. Mais il est temps de les remettre en question et de reprendre les commandes. D'autant que si nous avons nous-mêmes favorisé l'apparition de ces symptômes c'est que nous

avons donc le pouvoir de faire l'inverse. Et c'est plutôt une bonne nouvelle !

« Je connais untel qui a fumé et bu toute sa vie, qui a été en parfaite santé et qui est mort de vieillesse à 101 ans, donc il n'y a pas de règles à la bonne santé. » Si ! Il existe des règles ! Mais simplement vous ne les connaissez pas encore. Par exemple, que nous avons des capacités innées d'adaptation différentes, qui en plus de cela peuvent s'améliorer ou s'effondrer durant notre vie selon bien des raisons autres que juste la cigarette ou l'alcool. De plus, notre vision est découpée (voir paradigme précédent), nous ne voyons ici que l'aspect physique de la santé. Nous sommes aussi en plein dans le premier paradigme concernant la science et la conscience, et le fait de porter notre attention à l'extérieur plutôt qu'à l'intérieur. Ce qui compte c'est de savoir si nous nous sentons mieux ou moins bien après avoir bu ou fumé. Tirer une loi en prenant l'exemple d'un individu isolé et extérieur à soi c'est une manière de se déresponsabiliser.

À l'inverse, bizarrement, nous pouvons aussi entendre : *« La santé est un tout, il y a tellement de facteurs qu'en fait il n'y a pas de règles, on ne pourra pas tout contrôler alors on s'en fout. »* La vie est certes d'une complexité formidable, mais en réalité son fonctionnement n'est pas compliqué. Au contraire même, c'est plutôt très facile à appréhender. Surtout si l'on s'aide du Taiji. Comme pour notre smartphone, il nous faut juste quelques explications pour apprendre à s'en servir, pas besoin de savoir comment il fait tout ce qu'il sait faire. Ainsi une compréhension de quelques principes du vivant permet d'agir sur notre santé et sur nos capacités d'auto-guérison. C'est ce que nous allons voir dans ce livre.

Ce point est souvent complété par la phrase : *« si on devait faire attention à tout, on ne vivrait plus, on n'aurait plus de plaisir »*. C'est en partie vrai ! Être psychorigide, par exemple sur l'alimentation comme nous le voyons souvent, ne favorise pas la bonne santé non plus. Et se faire plaisir, au contraire, améliore le moral et la santé sur bien des points. Mais cette phrase dénote un manque cruel de conscience et de compréhension de ce que sont les besoins et les désirs, qui sont des points différents dont nous parlerons en détail plus tard. En attendant, la recherche du plaisir avant tout est aussi une manière de se déresponsabiliser et de se fuir soi-même.

Et pour finir, voici ce qu'on rétorque en général aux thérapeutes qui essaient de ramener un peu de responsabilité dans le débat : *« Ah ! C'est pratique, si le traitement ne marche pas c'est ma faute ! »*

Ça, c'est la crème des accusations du paradigme « seule la science compte ». Elle vise à détruire la part de responsabilité des patients dans les médecines naturelles. Car pour eux, le concept de responsabilité du patient, c'est juste une manière de se dédouaner, une astuce utilisée par les thérapies inefficaces pour se justifier… Mais cela dénote surtout leur propre vision déresponsabilisante. Ils pourraient aussi bien dire « laissez faire, on s'occupe de tout, ne faites rien et… on vous vend tout ! » D'ailleurs, le terme même de « patient » sous-entend qu'il est inactif (et patient), c'est pourquoi nous préférerons utiliser le terme de client, auquel nous offrons un service contre compensation financière et qui est libre ensuite de l'utiliser, de manière responsable !

Cette vision est fortement ancrée dans nos sociétés et n'est pas forcément due aux scientifiques eux-mêmes, mais plutôt aux vendeurs de santé et aux médias qui les relaient. Nous sommes devenus esclaves d'un système commercial de la santé qui fait tout pour nous déresponsabiliser. La voie de l'auto-guérison invite à briser nos chaînes. Nous avons été dressés à consommer la santé, à acheter la santé, à la déléguer à des maîtres. La voie de l'auto-guérison nous invite à récupérer notre pouvoir personnel.

Si nous sommes orgueilleux et têtus, il sera plus difficile pour nous de reconnaître notre responsabilité, nos faiblesses et nos points d'amélioration. Ce qui est pourtant utile dans tous domaines où nous souhaitons progresser, comme dans celui de la santé ! Mais pour cela, cessons de croire que la santé est un domaine à part, pas comme les autres, où l'on ne peut pas progresser, où les lois seraient soumises au hasard…

Enfin, il y a un point essentiel à ne pas perdre de vue, et qui contrôle nos vies : je la nomme « la loi universelle du moindre effort ». Dès que nous trouvons un moyen de nous simplifier la vie, nous l'adoptons. C'est cette loi qui explique le succès de la technologie. C'est sur cette loi que repose l'entreprenariat et le commerce. C'est cette même loi qui explique le succès des machines à laver, des aspirateurs, des voitures, des avions, des téléphones portables, des machines en général, des réseaux sociaux, des sites de rencontre, des boutiques en ligne, et même de la prostitution. Que cette loi soit morale ou non n'est pas le problème. Elle est ainsi. Nous voulons le plus rapide et le plus simple, et si possible le moins cher aussi. Et nous sommes élevés dans une société où cette règle est de mise. Se déresponsabiliser répond de la même façon à cette loi. C'est fuir l'inconfort de l'effort, fuir les remords et le risque de la culpabilité. Et se laisser soigner par d'autres. C'est éviter de regarder que c'est notre profession stressante qui nous rend malade et préférer acheter un comprimé pour retourner vite au travail comme si de rien n'était. C'est éviter de voir que nous ne sommes pas heureux dans notre couple et que nous éprouvons énormément de frustration et un désir de fuite. C'est éviter de voir que nous buvons et mangeons n'importe quoi au détriment de notre santé. Pour ne pas avoir à se remettre en question et rester soumis à nos désirs ou à nos peurs. Au lieu d'être maître, nous sommes esclaves. De nos désirs. De nos peurs. De nos inerties. Esclaves du paradigme de la non-responsabilité.

Vous pouvez décider de croire que vous êtes responsable à 100% de votre vie. Ou vous pouvez décider de croire qu'une grande part de votre vie est décidée par les circonstances. Dans les deux cas, vous avez raison, car la vie nous prouve toujours ce que nous croyons profondément. Nous l'avons vu en introduction sur les croyances et paradigmes. Alors la vraie question est : laquelle de ces croyances choisissez-vous ? Si vous pensez que même une infime partie de votre réalité ne dépend pas de vous, c'est votre pouvoir personnel en entier que vous reniez. Vous vous en remettrez un jour ou l'autre au hasard, vous vous déresponsabiliserez et vous laisserez tomber plus facilement. Ceci est une mise en garde avant de commencer à changer votre vie avec ce livre. Ne tombez pas dans le loto-guérison, choisissez dès à présent l'Auto-guérison. Choisissez de croire en une philosophie qui vous sera utile. Pas une philosophie tiède que vous fait perdre votre pouvoir personnel. Vous êtes seul responsable de votre guérison. Vous n'imaginez pas à quel point une petite croyance comme celle-ci conditionne pourtant ce que vous avez de plus précieux : votre vie.

Imaginez votre enfant de 3 ans en train de jouer naïvement sur des rails, et que le train arrive. L'amour n'est pas de le laisser là, sans rien lui dire, sous prétexte qu'il pourrait se vexer, perdre confiance en lui ou culpabiliser d'avoir fait une erreur. Non l'amour, c'est d'utiliser la force pour le protéger et l'enlever de là, même si ça lui fait peur, même si ça lui fait mal ! Ensuite, au calme, lui expliquer les conséquences possibles et sa responsabilité. C'est pareil pour la santé. Laisser croire à une personne malade qu'elle peut jouer naïvement sur les rails de la mort (car elle ne connaît pas les règles du jeu de la vie), pour lui éviter son sentiment de culpabilité, c'est comme laisser l'enfant sur les rails. Nous sommes gentils… mais il va en mourir. Nous l'encourageons à ne rien changer et nous le condamnons à l'impuissance et à l'immobilisme. Si nous sommes des vendeurs de santé, nous y avons tout intérêt malheureusement. Mais si nous sommes des êtres humains conscients, nous prendrons le risque de la culpabilité pour la transformer en responsabilité, une force agissante !

Pour ma santé, j'adopte un nouveau paradigme : « Aujourd'hui, je crois que je suis à 100% responsable et créateur de ma vie ».

Loi 4 : La vie est bien faite, le symptôme me guide

" Ces douleurs que vous ressentez sont des messagers, écoutez-les. "
- Djalâl ad-Dîn Rûmî

Être allergique et croire que c'est à cause du pollen, des arbres, de la nature, et chercher à s'en protéger.

Avoir mal au dos et croire que je n'ai pas de chance, que ma colonne ne s'est pas construite comme il fallait (grosse scoliose notamment). Que la nature a mal fait son travail en moi. Commencer à détériorer mon image de moi. Commencer à croire que je suis mal « foutu » et faible.

Avoir des faiblesses récurrentes au poumon. Ne jamais m'en occuper autrement que par des médicaments. Faiblesses de plus en plus grandes de toute la sphère pulmonaire et ORL, au point de « crever » un poumon spontanément à 21 ans.

Tout en étant plutôt volontaire et positif (grâce à mes lectures de coaching « à l'américaine »), ne pas m'apercevoir que cette croyance que je suis faible s'installe insidieusement en moi. Si bien que les accidents commencent à être fréquents et que je ne suis pas sûr de moi dans bien des situations.

Ressentir régulièrement de l'injustice face aux mensonges des gens, autres élèves, ex-copines, et mêmes amis proches. Me dire que les gens sont tous égoïstes. Il y a les autres, et moi qui suis honnête et sincère. Pourtant il arrive même qu'on m'accuse moi, ce qui est le comble ! Quelle injustice ! Me sentir seul.

Être au contact de gens colériques. Ne pas supporter. Me dire que jamais moi je ne ferais ça, déverser ma colère. Je sais me tenir, moi ! Être agacé. Être en colère contre eux. Mais bien sûr ne rien dire. Car je suis

quelqu'un de bien, moi.
Éprouver du ressentiment.
Puis un jour, comprendre que je pensais… à l'envers.

J'ai été élevé dans un des paradigmes dont il est le plus difficiles de se détacher, que notre société partage globalement et qui pourrait être résumé ainsi : le monde est hostile, les dangers sont partout, la maladie est négative, les problèmes de manière générale aussi. Il faut donc se protéger du vivant et du hasard, le monde est contre nous. Nous pourrions résumer cela par « la vie est mal faite ».

Dans ce paradigme de « la vie est mal faite », nous considérons que le corps peut dysfonctionner subitement sans cause. Pour bien comprendre où je veux vous emmener, reprenons l'exemple des champignons dans une pièce. Lorsque nous sommes dans cette vision du monde, nous nous disons : « Mince, il y a des champignons au mur, il faut les enlever ! » Point. Nous donnons un nom à cette maladie pour faire sérieux (par exemple la « champignonnite » !). Puis nous étudions en détail ces champignons, faisons des expériences en éprouvettes pour voir quelles molécules peuvent détruire ces champignons et quand nous avons de bons résultats, nous fabriquons des traitements adaptés pour éradiquer la « champignonnite » et nous les vendons. Le patient se sent pris en charge, car nous avons nommé sa maladie (sous-entendu on l'a compris) et il achète les médicaments conseillés.

Maintenant, étudions un autre paradigme, celui d'une autre vision du monde plus positive qui considérerait que « la vie est bien faite », que le corps ne peut pas dysfonctionner en tant que tel, que nous avons tout ce qu'il faut en nous-mêmes pour être en parfaite santé. De ce point de vue, nous comprendrions que ces champignons sont seulement le symptôme visible d'une perte d'équilibre, dans un système plus global qui est la pièce. Ainsi, le symptôme (qu'il soit physique, psychique, relationnel, etc.) serait en réalité un indicateur visible d'un changement qui s'est produit : comme oublier d'aérer régulièrement la pièce. La solution serait donc de déterminer ce changement afin d'y remédier, ou de trouver une manière de s'y adapter. D'agir sur une cause globale plutôt que sur un ajustement ciblé et en réalité secondaire. Dans ce paradigme, nous considérons la vie comme un tout, et la nature comme intelligente, cherchant à se maintenir. Et nous pensons que le corps cherche sans cesse et exclusivement à s'adapter pour rester en bonne santé. Car « la vie est bien faite ». Que c'est même le propre de la vie de tout faire pour se maintenir et s'adapter ! Le symptôme n'est donc qu'un indicateur pour faire remonter à notre conscience les changements à opérer.

Alors, pour résumer notre nouveau raisonnement grâce aux paradigmes précédents : on englobe au lieu de découper et l'on ne s'attaque pas au problème, mais à la cause, considérant que nous en sommes responsables. Et comme par magie : ce qui alors était un problème pour nous est en fait un guide qui nous mène vers la solution. Transformant du même coup notre capacité à accueillir de manière positive ce qui arrive, améliorant ainsi notre créativité pour trouver les solutions. Ce qui était un problème devient une aventure, nous nous transformons en détective, en aventurier de la connaissance de soi au lieu de subir. Nous pouvons même ressentir de la gratitude pour tout « problème » se mettant sur notre chemin, car il nous avertit qu'il nous faut mettre de la conscience quelque part !

C'est particulièrement intéressant de s'apercevoir que dans la langue française nous sommes aidés pour comprendre cette subtilité. En effet, le mot « maladie » peut s'entendre : le « mal a dit ». Sous-entendu, le mal nous parle et nous invite à l'écouter. C'est un guide et non un problème en soi. C'est comme un voyant lumineux sur le tableau de bord. Le voyant qui nous dit qu'il n'y a plus de carburant n'est pas négatif en soi. Cela ne nous viendrait pas à l'idée de pester contre une diode qui s'éclaire pour nous prévenir de quelque chose ! C'est juste une alarme qui nous indique qu'il y a une action à mener pour rétablir un équilibre nécessaire au bon fonctionnement du véhicule : remettre de l'essence. Still, le fondateur de l'ostéopathie le dit très bien lorsqu'il déclare : « J'insiste pour dire que je considère le traitement des effets comme étant aussi indésirable que de voir un pompier combattre la fumée sans prêter attention à la cause qui la produit ».

Pour bien illustrer ce propos, prenons l'exemple de l'inflammation. Dans le paradigme de « la vie est mal faite », l'inflammation est une dysfonction à éradiquer : ça chauffe, ça gonfle, c'est douloureux, ça fatigue, et en plus ça nous empêche d'aller travailler ! Donc nous devons nous débarrasser de ça au plus vite ! Nous prenons des anti-inflammatoires pour éteindre le voyant d'alerte. Du coup, nous ne prenons pas le temps nécessaire pour nous occuper de l'information transmise par le voyant : faut-il plus de repos ? De sommeil ? De repos digestif ? Faut-il entreprendre des actions de nettoyage et d'élimination ? De remise en question ? En ne changeant rien, nous continuons, comme si de rien n'était, tout droit vers la dégénérescence, en ne respectant pas la vie en nous.

Mettons-nous à la place des scientifiques lorsqu'ils se sont rendu compte du rôle anti-inflammatoire de la cortisone dans le corps ! Ils ont eu naturellement l'idée d'en synthétiser de manière à en apporter des doses plus importantes par l'extérieur : comprimés, gouttes, piqûres, etc. Ce que le corps faisait naturellement grâce aux glandes surrénales, ils pouvaient l'apporter de façon massive et ciblée et ce fut une fantastique découverte. En effet, cela leur permettait de compenser les effets de la chirurgie par exemple ! De faire subir aux blessés des traumas normalement insupportables pour le corps, mais pourtant nécessaires pour leur sauver la vie. Mais quand nous avons la solution à toute inflammation et que nous pensons que la nature « est mal faite », nous commençons à nous servir de la cortisone pour éradiquer chaque inflammation, même minime. Ainsi, toute situation inflammatoire, qu'elle soit allergique, articulaire, musculaire, intestinale ou autre, est automatiquement effacée grâce à un médicament bien pratique qui nous permet de retourner rapidement au travail !

Dans le paradigme « la vie est bien faite », nous voyons les choses d'un autre œil. Nous ne voulons pas enlever le voyant lumineux qui nous prévient et qui nous guide vers un changement à apporter ! Ainsi l'inflammation est vue comme positive et répondant à une recherche d'équilibre du corps. Et les symptômes de l'inflammation comme le gonflement des tissus, l'hypervascularisation, l'élévation du métabolisme, l'afflux des globules blancs, servent en réalité à soutenir une zone du corps qui a peut-être été lésée, encombrée de déchets, atrophiée, etc. Le but est d'avoir plus de sang qui arrive dans la zone pour la nourrir d'oxygène et de défenses immunitaires, et de provoquer un gonflement pour la bloquer, afin de nous empêcher de l'utiliser pour avoir le temps de la réparer !

Dans une vision systémique et responsable de la « mal-a-dit », nous n'allons pas empêcher l'inflammation (ce qui équivaut à « enlever le champignon »), mais chercher à mettre en conscience les causes profondes et plus globales grâce à la connaissance de soi (« la pièce n'est plus aérée ») afin d'apporter les changements nécessaires et demandés par le corps, par les lois de la nature (aérer la pièce). Nous acceptons ainsi l'inconfort généré par l'inflammation et nous y mettons fin d'une façon indirecte.

C'est en cela que l'on peut dire que la médecine moderne combat la maladie, tandis que ce que nous voulons faire, nous, c'est créer la santé !

Mais dans un monde gouverné par la recherche du confort, c'est souvent une étape difficile. C'est une fois que nous avons intégré les 7 lois de l'auto-guérison, que nous comprenons qu'il vaut mieux accepter un petit inconfort et écouter les signaux présents dans notre corps ou notre vie (relationnelle, familiale, professionnelle, etc.). Ainsi nous pouvons transformer notre vie maintenant et éviter des inconforts bien plus grands plus tard ! Quand nous supprimons le signal du manque d'essence de notre voiture, ça n'enlève pas le fait qu'il manque de l'essence. Ça ne fait que masquer le problème et augmenter le futur risque de panne ! C'est pareil pour nos symptômes physiques. De même pour nos « problèmes » émotionnels. Vous savez, tous les petits conflits que nous ne voulons pas voir, qui s'accumulent sans que nous y fassions rien et qui finissent par détruire notre couple par exemple !

Alors, retenons seulement la chose suivante : le symptôme n'est pas un problème. Il est même la solution trouvée par la vie pour s'adapter. S'il ne nous convient pas pleinement (puisqu'il est gênant et inconfortable), il faut donc le considérer comme le signal, le guide qui va attirer notre attention vers un changement à produire. Il nous met en marche, il nous remet en question, il nous fait bouger, il nous dit qu'il y a quelque chose qui n'est pas correct dans notre façon d'appréhender notre vie.

Dans le paradigme « la vie est mal faite », le symptôme c'est le mal ! C'est la maladie ! Mais c'est juste une idéologie comme une autre. Le problème c'est qu'en pensant cela, nous supprimons directement ce mal et nous continuons comme avant de fumer, de boire et manger n'importe quoi, de trop travailler, etc. Nous achetons des médicaments pour éteindre chacun des signaux qui se présentent sur notre route. Jusqu'à ce que le signal soit trop gros et que les médicaments ne puissent plus y faire grand-chose ! Par exemple au lieu de faire une grasse matinée quand nous en avons besoin, nous prenons un comprimé et nous retournons au travail pour gagner de l'argent… pour pouvoir un jour nous acheter ces médicaments et du repos ! Nous sommes devenus des esclaves, mais le pire c'est que nous ne nous en rendons pas compte.

*" **Les hommes sacrifient leur santé pour gagner de l'argent puis sacrifient leur argent pour retrouver leur santé.** "*
- Le Dalaï Lama

Dans le paradigme de « la vie est bien faite », tous les symptômes, phénomènes, « problèmes » que nous vivons ne sont que le signe que le corps fait ce qu'il peut pour aller vers la pleine santé. De la même manière, en ce qui concerne notre vie relationnelle, professionnelle, ou dans la sphère politique, etc. Ainsi tout ce que nous vivons est une invitation à devenir plus intelligent, à mieux écouter notre être, et à répondre à nos besoins. À mieux nous incarner dans le mouvement naturel de la vie. Et à opérer les changements nécessaires ! Ainsi guérir passe forcément par un changement de comportement.

*" **La définition de la folie, c'est de refaire toujours la même chose, et d'attendre des résultats différents.** "*
- Albert Einstein

Vu de cette manière-là, le symptôme n'est plus une souffrance (émotionnelle), mais « seulement » de la douleur (physique), car nous savons qu'elle nous mène vers la guérison. Y compris les symptômes les plus graves. En effet, qu'est-ce qui nous dit que si le corps n'avait pas développé ces symptômes et ces ajustements nous ne serions pas morts avant ?

Au début, le corps a peut-être commencé par de petits signaux quand nous étions jeunes, des petits rhumes, des petites contraintes que nous n'avons pas écoutés et vite effacés avec des anti-symptômes (médicaments). Alors comme nous ne l'écoutions pas, il a commencé à produire des symptômes plus visibles, pendant que le déséquilibre se développait un peu plus profondément, en développant des troubles métaboliques, chroniques, du diabète, des problèmes aux organes (intestins, foie, cœur, etc.), de la dépression, une baisse de vitalité. Puis comme nous continuions à tenter de le faire taire, sans rien changer dans notre vie, les maladies sont devenues encore plus graves et plus sourdes : maladies « neuro-dégénératives », cancer, etc. Pourtant, il y a toujours eu un signal, et le signal c'est : « je fais ce que je peux pour maintenir l'équilibre ! Aide-moi ! Change quelque chose ! »

Dans la vision de « la vie est mal faite », on considère par exemple que les cellules cancéreuses sont des cellules rebelles qui ne font pas ce qu'elles devraient faire. Dans le paradigme de « la vie est bien faite », on considère qu'elles sont là pour nous maintenir en vie ! Que c'est une des dernières tentatives du corps pour maintenir un équilibre disparu depuis longtemps !

Si nous sommes persuadés que « la vie est bien faite », que le corps ne dysfonctionne pas, mais qu'au contraire il fait tout pour nous maintenir en vie, avec les moyens qu'il a à sa disposition, alors notre capacité d'espoir est maintenue. On retrouve foi en notre capacité à guérir. Nous n'avons plus la sensation de devoir lutter contre la vie, contre notre corps, contre la maladie. Au contraire, on retrouve l'élan de s'allier avec la vie, avec notre corps, pour recréer la santé et l'équilibre. Et du même coup, nos forces d'auto-guérison sont renforcées !

Pour ma santé, j'adopte un nouveau paradigme : quel que soit le « problème » ou la « maladie » qui surgit dans ma vie, ce n'est qu'un guide, un signal d'alarme pour me permettre d'être plus conscient et de changer ce qui est nécessaire. « La vie est bien faite, le problème me guide ».

Loi 5 : La réparation est spontanée

" La véritable sagesse consiste à ne pas s'écarter de la nature, mais à mouler notre conduite sur ses lois et son modèle. "
- Sénèque

Me couper la peau, ne rien faire et observer que ça se répare tout seul.

Vouloir absolument séduire une fille qui me plait. Ne pas être naturel et essuyer des refus. Observer que j'ai du succès quand « je m'en fous » et que je ne séduis personne.

Jouer du piano chez moi tout seul. Jouer mes morceaux parfaitement et en me faisant plaisir. Me retrouver sur scène... avec des trous de mémoire et des fausses notes.

Attendre une date très importante qui comme par hasard est toujours repoussée...

Remarquer comment certaines émotions, certains états d'esprit disparaissent tous seuls, simplement en me reposant.

Remarquer à quel point quand c'est important pour moi, il y a des tensions et des difficultés.

Remarquer à quel point, quand je suis détaché du résultat, tout se trouve facilité.

Si vous m'avez suivi jusqu'ici, c'est que vous commencez à admettre que vous êtes responsable de votre auto-guérison et que rien n'est le fruit du hasard. Au contraire, elle dépend non seulement de notre vision du monde, de nos paradigmes, mais aussi de la connaissance, de la prise en compte et du respect des lois du vivant.

Une des croyances que j'ai pu identifier avec le temps et qui va à l'encontre du vivant est de considérer la santé comme étant statique, comme une table, alors qu'elle est en équilibre dynamique, changeante en fonction de tout et à chaque instant ! Ma santé varie constamment en fonction des saisons, de ce que j'ai mangé, du nombre d'heures que j'ai dormi, des bonnes nouvelles que j'ai eues, de mes émotions, de ma pratique d'activités physiques ou non, de mon niveau de détente, d'anxiété, de la qualité de ma respiration, profonde ou superficielle… Ma santé est dynamique et en changement perpétuel, exactement comme la vie !

Maladie et guérison ne sont donc pas des états, mais des processus. Alors je ne peux pas dire « je suis malade » ni « je suis guéri », ce qui suppose un état de fait alors que tout est en mouvement perpétuel. La vraie et seule question que nous devrions nous poser est donc : est-ce qu'il y a plus de forces qui m'emmènent vers la guérison, vers la santé, vers la vie ou à l'inverse vers moins de vie, vers la destruction, vers moins de santé, vers la mort ?

Cette question est en effet très importante, car puisque « la vie est bien faite » elle se charge en permanence de recréer l'équilibre. Donc de nous soigner, de nous réparer. Mais avec les forces qui sont les siennes pour peu qu'on ne lui mette pas de bâtons dans les roues ! Ainsi il est de notre responsabilité de l'aider, d'aller dans son sens pour qu'elle puisse nous réparer. Et toute situation problématique, tout « symptôme » disparaitra de manière spontanée, car l'alarme aura été entendue, l'équilibre recréé, et l'alerte ne sera plus nécessaire. Il n'y aura plus de symptômes exprimant la recherche d'équilibre, puisqu'il aura été recréé.

L'intuition du Taiji est de nous montrer que l'équilibre est toujours parfait et en tout. C'est à dire obligatoire ! Quand le yang est trop fort, le yin diminue, et inversement, afin de toujours rester dans un équilibre qui est le cercle. La vie se débrouille toujours pour recréer l'équilibre quand un déséquilibre survient et c'est le sens des symptômes justement ! C'est comme si nous étions soumis à des forces permanentes d'équilibrage. Une régulation implacable. C'est ce que nous appelons en systémique et en biologie : l'homéostasie. Le système se maintient dans des valeurs bénéfiques grâce à un processus de régulation permanent et spontané.

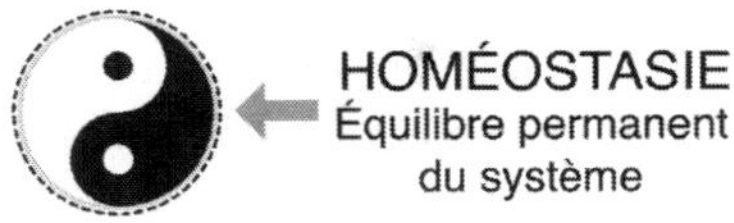

Concernant le corps physique, l'homéostasie permet le maintien de la température interne, du degré d'acidité dans le sang, d'un système immunitaire efficace, par exemple. Et dès que nécessaire, l'organisme règle sa température, utilise le sucre du sang, régule son acidité, pour s'adapter à l'environnement, aux efforts physiques ou psychiques, aux virus, aux demandes digestives, à la température extérieure, etc.

Dans le paradigme « la vie est bien faite », nous en concluons que, quelles que soient les variations manifestées par le corps, il le fait pour se maintenir en vie ! S'il manifeste un manque de sucre dans le sang lors des analyses, c'est parce qu'il l'utilise plus que nécessaire pour maintenir son équilibre par ailleurs, ou qu'il le limite pour ne pas interagir avec un autre élément. Bref, le symptôme prend un tout autre sens. Comme on l'a vu, il n'est plus mauvais en soi, il est la manifestation de la recherche d'équilibre du corps. Chercher à éradiquer ce symptôme, sans s'occuper de la cause, revient à empêcher les mécanismes de régulation du corps !

Et comme le Taiji est valable pour tous les domaines de notre vie, il en est ainsi de nos « problèmes ». Ils se manifestent pour rétablir un équilibre que ce soit une crise de panique, de jalousie, de colère, un désir exacerbé, des critiques et mêmes des interventions extérieures comme des contraventions, des accidents, tout évènement en fait...

Pensez-y. Avez-vous remarqué que, quand vous fuyez un patron ou votre partenaire avec qui vous êtes en conflit, sans changer de posture intérieure dans votre emploi ou relation suivante, vous vivez exactement le même genre de conflit avec votre nouveau patron, manager, collègue ou partenaire ? Puis vous quittez de nouveau ce travail ou cette relation en vous disant que vous n'avez pas de chance. Et il se reproduit encore la même situation. Supprimer le symptôme ne règle pas le « problème ». En revanche, il se règle tout seul si vous recommencez les choses différemment. Si vous apportez une modification. L'homéostasie de la vie fait toujours en sorte que vous alliez vers plus de vie. Si vos comportements et votre vision du monde ne sont pas justes et calés sur la vie, sur les règles du vivant, alors il y a une régulation qui entre en jeu pour vous forcer à maintenir l'équilibre.

Dans le cas de conflits avec un patron, ça peut être dû à votre orgueil passif et à une résistance passive dissimulée. Tant que vous n'exprimerez pas de manière adulte et intelligible ce que vous pensez, dans une volonté d'écoute, de compréhension et de construction sans vous sentir supérieur, alors votre patron sentira que quelque chose cloche et sera désagréable avec vous. Même si au fond il a tort et que vous avez raison. Dans le paradigme « la vie est mal faite », nous pensons que la vie est contre nous, qu'elle s'acharne. Mais en réalité, elle est avec nous, en nous, pour nous, et elle fait tout pour nous maintenir en vie et nous faire progresser. Simplement, nous ne connaissions pas cette règle de l'homéostasie si bien décrite dans le Taiji : la vie est équilibre dynamique. Si tu crées des déséquilibres, naturellement elle cherche à recréer l'équilibre avec ou sans ton consentement !

Cette loi de l'équilibre dynamique permanent et spontané du Taiji s'exprime dans tous les domaines de notre vie. Mais pas toujours de façon immédiate. Parfois comme le montre le Taiji, sous forme de cycles. C'est aussi ce que d'autres ont appelé la roue du karma. L'équilibre ne se produit pas forcément instantanément, mais parfois plus tard, dans un cycle continuel. C'est ainsi que la personne qui ne s'aime pas est confrontée à des manipulateurs jusqu'à ce qu'elle apprenne à s'aimer et se respecter, et ainsi ne plus être manipulée. C'est pour cela qu'une personne qui court trop sera stoppée et clouée au lit par des symptômes l'obligeant à s'arrêter. C'est pour cette raison que dès que nous prenons les choses trop à cœur, que c'est « trop » important alors tout devient plus difficile.

Faites l'expérience mentale suivante. Imaginez une poutre de 5m de long et 30cm de large posée au sol. Si je vous demande de marcher dessus, il est évident que vous allez le faire sans problèmes. Imaginez la planche maintenant posée entre deux immeubles de 100m de haut. C'est la même planche et pourtant marcher dessus va d'un coup vous sembler bien plus difficile. Là où l'équilibre était parfait quand elle était au sol, le fait que ce soit devenu important (votre vie est en jeu, vous pourriez tomber) c'est comme si vous étiez vous-même en train de créer un déséquilibre. Du coup, vos jambes flageolent, le débit sanguin augmente, votre respiration s'accélère... vous ne pouvez plus marcher sur cette planche. Vous avez donné trop d'importance, vous avez déséquilibré la situation, la vie se charge de réguler, donc elle s'arrange pour que vous ne montiez même pas.

Nombre de « problèmes » existent dans votre vie, dans vos relations, votre couple, etc., simplement parce que vous y mettez trop d'importance, trop de tension. Si vous relâchez la pression, tout se simplifie. Soyez patient et tout se transforme plus vite.

C'est la grande loi d'auto-régulation de la vie. Ou homéostasie. Et cette grande loi, énoncée autrement, signifie aussi que tout organisme ou système que nous laissons au repos revient spontanément à l'état d'équilibre. Oui, spontanément. Si l'on enlève les perturbations, le système revient à son état d'équilibre. Il guérit (« gai-rit ») et ce, sans avoir rien d'autre à faire. Nous n'avons donc pas besoin de comprendre, mais juste d'opérer les changements demandés. Car l'équilibre se rétablira spontanément !

Et là, je me suis aussi aperçu d'une chose : pendant l'installation du déséquilibre, il n'y a souvent pas de symptômes ni de douleur... Mais pour rééquilibrer, il faut une action forte du corps. Et c'est ici que le symptôme apparaît.

Nous ne sommes pas conscients de la prolifération des virus responsables de la grippe avant l'apparition des premiers symptômes. Pour rester en équilibre sur un vélo par exemple, il faut rectifier la situation d'un coup de pédale appuyé, une action pour tourner le guidon ou freiner si nous allions trop vite. Concernant le corps, ça sera par exemple de la fièvre, des raideurs, un hématome pour que le sang puisse amener de nombreux anticorps dans la zone lésée ou toutes sortes de symptômes nécessaires pour que notre biologie puisse s'adapter et recréer l'équilibre !

Cette information est elle aussi contenue dans le Taiji. Pour l'illustrer, nous pouvons prendre l'exemple de la course du soleil. À midi, le soleil est au plus haut, un changement s'opère, il commence à redescendre, mais ça ne se voit pas. Appelons ça la phase de « transformation ». Quand il se couche en revanche, il y a un changement visible. Le soleil a seulement continué sa course, mais là, le changement débuté plus tôt (à midi) est soudain particulièrement visible. Alors appelons ça la phase de « métamorphose ». Même chose à minuit, le soleil continue sa course et change de trajectoire, mais le changement ne se voit qu'au lever du soleil.

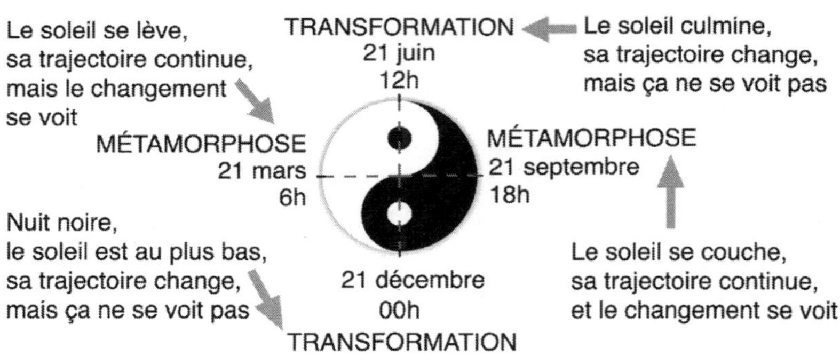
Le soleil se lève, sa trajectoire continue, mais le changement se voit
TRANSFORMATION
21 juin
12h
Le soleil culmine, sa trajectoire change, mais ça ne se voit pas
MÉTAMORPHOSE
21 mars
6h
MÉTAMORPHOSE
21 septembre
18h
Nuit noire, le soleil est au plus bas, sa trajectoire change, mais ça ne se voit pas
21 décembre
00h
TRANSFORMATION
Le soleil se couche, sa trajectoire continue, et le changement se voit

Ainsi le manque d'aération et l'humidité de la pièce ne sont pas spécialement ressentis tant qu'il n'y a pas de champignons. Le problème est bien là, mais sans aucun symptôme. C'est la phase de transformation invisible. Puis apparaissent les champignons, c'est visible et ça sent mauvais. C'est la métamorphose. Ici, si nous prenons les choses en main et que nous aérons enfin, le problème va se résorber… mais pas tout de suite. D'abord, les champignons vont continuer de se développer comme ils peuvent, puis ils vont manquer d'humidité et commencer à mourir sans que ce soit encore visible (phase de transformation) et enfin disparaître (métamorphose).

Nous voyons que les symptômes subsistent durant la phase de guérison, ce qui nous rappelle qu'ils ne sont pas forcément mauvais signe comme nous avons trop tendance à le croire. Ils perdurent aussi quand nous sommes en train de guérir. Nous pouvons l'observer d'ailleurs parfois après une séance d'acupuncture ou lors d'un jeûne. C'est ce que j'appelle les symptômes de guérison, et nous en reparlerons plus longuement dans un chapitre dédié.

Nous comprenons donc à ce stade qu'enlever les symptômes sans rien faire d'autre c'est perpétuer le déséquilibre, aggraver le processus, jusqu'à un problème plus marqué plus tard. Ainsi prendre un médicament pour faire baisser la température qui pourtant tue naturellement les bactéries pathogènes, puis un antibiotique pour les tuer, et parfois un autre médicament pour compenser les effets secondaires des antibiotiques sur la digestion, est un non-sens contribuant essentiellement à la bonne santé des laboratoires pharmaceutiques, mais en aucun cas à la nôtre.

Dans de nombreuses médecines ancestrales (chinoise, ayurvédique, tibétaine, etc.) comme plus modernes (homéopathie), ce processus de rééquilibrage était et reste connu. Les symptômes sont utiles pour le corps, nous pouvons les laisser agir, voire les encourager et laisser ainsi le processus de guérison faire son travail : nous n'enlevons plus le symptôme, mais nous l'utilisons pour favoriser le rééquilibrage.

Mais à l'inverse, si nous enlevons ce symptôme nous privons le corps de sa capacité à se régénérer… Donc en réalité nous l'affaiblissons ! Oui, car toute fonction à laquelle nous suppléons finit par s'affaiblir ! Cela devient une fonction non entraînée. Comme un muscle que nous n'utiliserions jamais et qui finit par s'atrophier. Ainsi ce que nous prenions pour un confort - prendre un médicament pour éviter l'inconfort - se transforme en un inconfort futur plus grand ! Prenez un instant pour prendre toute la mesure de cela. C'est la plus grande erreur de la médecine d'aujourd'hui.

Reprenons l'exemple de l'inflammation ponctuelle (détail important sur lequel nous reviendrons). Comme je vous l'ai dit, qu'elle soit allergique, articulaire, ORL, intestinale, la situation inflammatoire est le signe que le vivant réagit de manière adéquate. Il y a une lésion et le corps bloque tout, de manière à pouvoir la réparer. Si nous suppléons à la fonction naturelle du corps, d'émettre de la cortisone grâce à ses glandes surrénales, la situation va, à terme, s'aggraver pour deux raisons : un, nous n'écoutons pas notre corps et donc nous ne nous reposons pas et deux, la fonction s'atrophie, n'étant plus utilisée. Le corps apprend à ne plus réagir quand il le faut ! Ainsi nous enlevons un symptôme certes, mais en même temps nous aggravons la situation ! Nous condamnant à acheter des anti-inflammatoires toute notre vie alors que nous les avions naturellement en nous. Les médecins font le même constat aujourd'hui avec les antibiotiques. Mais le raisonnement fonctionne pour bien d'autres symptômes et médicaments !

Changeons de domaine et reprenons l'exemple de notre relation conflictuelle avec notre patron. Démissionner pour ne pas avoir à s'expliquer avec le patron revient à fuir le problème, donc fuir le symptôme. Nous évitons de nous affirmer, de dire ce que nous pensons réellement. Nous ne prenons pas les choses en main, nous ne sortons pas de notre zone de confort, nous « pestons » dans notre coin, nous nous plaignons, nous restons victime et nous ne nous responsabilisons pas. Si bien que dans 100% des cas, nous retrouverons le même symptôme dans le futur. Même s'il est légèrement différent selon les circonstances.

Par exemple, vous décidez de reprendre vos études au lieu de retrouver un emploi, mais vous vivrez le même conflit d'autorité avec un professeur ! Malheureusement, comme vous ne vous êtes pas entrainé à résoudre ce type de situation, vous vous sentez encore plus faible, encore moins capable de faire face, même dépité de retomber dessus ! Vous vous renfermez sur vous-même en vous plaignant que vous n'avez pas de chance, et vous vous dites « mais pourquoi ça m'arrive toujours à moi ?» ... Vous avez la réponse.

Vous n'imaginez pas combien de fois j'ai vu ce genre de « problèmes » dans la vie des gens qui me demandent de les aider. Le plus souvent, c'est typiquement ce qui arrive dans les relations de couple. La personne se plaint de toujours tomber sur le même genre de partenaire avec lequel ça finit mal. Comme elle essaie de supprimer le symptôme, sans jamais changer un paramètre en elle pour rétablir un équilibre, elle revit sans cesse la même situation : être trop gentil(le), s'oublier, ne pas écouter ses besoins au profit de l'autre, se dire que l'autre est un manipulateur et le fuir, pour finalement retrouver la même situation avec un autre, puisqu'aucun changement intérieur n'a été apporté.

Comprenez bien ceci. Nous changeons tout au long de notre vie. Les circonstances changent, nos expériences nous font changer et comprendre des choses. Des déséquilibres se font sans cesse. C'est la nature cyclique de la vie, la succession du yin yang, c'est comme ça. Nous sommes sans cesse en déséquilibre. Et nous sommes obligés de nous adapter en permanence. Si nous ne nous adaptons pas, notre corps en dernier recours s'adaptera quand même. Car cette succession yin yang est contenue dans le cercle de l'homéostasie. L'équilibre final est obligatoire.

Ainsi pour ma pleine santé j'adopte le paradigme suivant : « la réparation est spontanée ». Si je change ce qui est nécessaire, si je décide de favoriser ce qui va dans le sens de la vie et de l'équilibre, la guérison s'opérera spontanément, sans que je fasse quoi que ce soit d'autre, dans un processus dynamique d'équilibre inconscient et implacable. En revanche, m'attaquer au symptôme aggrave le processus !

Loi 6 : La santé... s'adapte

" L'insensé reconnaissant sa folie est,
en vérité, sage. Mais l'insensé qui se croit sage
est vraiment fou. "
- Bouddha

« Attraper » un virus au travail pendant que d'autres ne l'attrapent pas. Être systématiquement parmi ceux qui tombent malades avec un virus alimentaire alors que certains parmi ceux qui ont mangé exactement la même chose que moi n'ont rien. « Attraper froid » dehors en étant très habillé pendant que d'autres, moins habillés, n'ont rien. Avoir des amis qui fument, boivent beaucoup d'alcool, mangent n'importe quoi et n'ont aucun symptôme alors que moi, qui fais tant d'efforts pour être sain, « subis » tant de maux.

Et petit à petit observer que cette réalité s'inverse.

Pour écrire ce livre, à la suite de mes déconvenues récentes, je me suis demandé ce qui m'avait fait croire jusqu'à maintenant que j'étais en meilleure santé qu'avant. Était-ce une sensation ou un pur mensonge inconscient destiné à me rassurer et à reprendre confiance en moi ? Est-ce que le simple fait d'être de moins en moins malade était suffisant pour estimer cela ? Ce n'était pas exactement ça !

Je suis surtout de plus en plus capable de m'adapter. Je m'adapte mieux au froid et suis de moins en moins frileux, je m'adapte mieux à mes repas et je n'ai plus de coup de barre après manger, je n'ai plus d'infections alors que j'en avais souvent avant, je supporte mieux les décalages horaires, je peux faire de plus gros efforts avec mon dos, je n'ai plus eu de problèmes ORL depuis des années, mes allergies ont disparu et je profite enfin pleinement du printemps, je pense moins et j'ai moins d'idées en boucles quand quelque chose ne se passe pas comme prévu… En fait, je me sens vraiment de plus en plus adaptable et à la fois plus stable (c'est-à-dire moins facilement déstabilisé) que ce soit dans mon physique ou mon psychisme. C'est de plus en plus rare que quelque chose (un « mal », un « problème » …) occupe mon corps ou mon esprit continuellement comme je pouvais le vivre avant !

J'ai ainsi compris que ma sensation d'être de plus en plus en santé venait simplement du fait d'avoir essentiellement éliminé mes symptômes chroniques (douleurs cervicales et lombaires, problèmes ORL répétitifs, allergies, mais aussi pensées en boucles sur certaines peurs ou certains désirs, rumination de certains « problèmes » dans ma vie, etc.). Et j'ai pris conscience que pour ma compréhension des symptômes, je pouvais à nouveau me servir du Taiji :

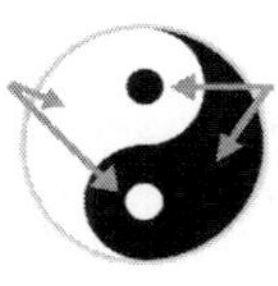
Symptômes YANG
(brefs, intenses
isolés)
Symptômes YIN
(longs, diffus,
chroniques)

Les symptômes peuvent être yang comme le rejet puissant d'un repas avarié, ou une montée en température soudaine pour tuer une bactérie. C'est ce que nous observons normalement chez un enfant, sa manière de s'adapter, est naturellement plutôt yang (croissance, action…) par rapport à un adulte. Que ce soit d'un point de vue physique ou psychique, il réagit très fortement, promptement, et peut aussi revenir à son état de départ très rapidement ! Nous pouvons tout à fait associer cela à la « vitalité » de manière générale. L'enfant en bonne santé s'adapte très rapidement au contraire d'un adulte (en fait, nous parlerons de « lui-même devenu adulte », pour éviter les comparaisons avec d'autres). En effet, les montées de températures seront moins fortes, mais plus longues (yin) ou il aura du mal à passer du rire, aux larmes, au rire, aussi rapidement qu'enfant. L'enfant a donc une grande quantité de vitalité, s'adapte rapidement et combat intensément les déséquilibres. Tandis que chez l'adulte, ceux-ci s'installent insidieusement : il perd de la vitalité, sa manière de s'adapter est plus faible et plus longue, plus diffuse.

En fait, comme nous l'avons vu précédemment, la maladie n'existe pas au sens négatif du terme. C'est juste un ensemble de symptômes de remise à l'équilibre obligatoire. Mais si nous ne pouvons pas parler de maladie, du coup, nous ne pouvons pas parler de guérison. Il serait alors plus approprié de parler de niveaux de santé. Un faible niveau de santé signifiant que nous avons du mal à nous adapter à notre environnement (ça va être long et poussif) tandis qu'un haut niveau de santé au contraire apporte une vitalité forte qui permet de nous adapter facilement et rapidement à tout. Nous sommes forts et nous n'avons besoin de rien, nous résistons à quasiment toutes les situations, aux fortes chaleurs, comme aux froids intenses, à la faim, à la soif, aux plats les plus lourds et les moins digestes, aux virus, à la pression, aux manipulations, aux changements relationnels intenses dans notre vie (deuil, séparation, trahison…) etc. Et tout ça rapidement et avec un niveau de facilité qui s'accroit avec notre niveau de vitalité !

Parce que c'est bien de cela qu' il s'agit ! La santé est liée à notre capacité à nous adapter, à réguler notre organisme et notre vie ! Plus notre santé est forte, plus nous en sommes capables. Plus elle est faible, plus c'est difficile. Nous ne tenons plus la pression (burn out…), nous sommes déstabilisés dès qu'il y a un conflit, nous ne résistons pas aux virus, nous avons des symptômes ORL répétitifs, une digestion difficile et nous ne tolérons plus grand-chose (physiquement comme relationnellement…), etc.

Plus notre niveau d'adaptation est fort au contraire, plus les affections sont rares. Elles ne sont pas forcément complètement inexistantes puisque nos conditions de vie ne seront jamais linéairement optimales, neutres et parfaites. Mais les retours à l'équilibre sont rapides et efficaces. Souvenez-vous que les symptômes peuvent intervenir car nous sommes en train de guérir (en phase de métamorphose). Donc l'idée à retenir est que les affections sont plus rares qu'avant, mais aussi possiblement plus intenses et courtes. Et nous pouvons observer que nous sommes plus résistants, moins épuisés. Nous nous remettons plus vite quand quelque chose arrive.

Nous ne le développerons pas ici, mais en réalité la santé n'est pas composée d'un seul niveau, mais de plusieurs. Cela a pour effet de nous rendre plus résistants et adaptables dans certains domaines et moins dans d'autres. Ainsi rétablir l'équilibre dans un domaine peut tout à fait susciter un retour à l'équilibre forcé dans un autre domaine, créant au passage des symptômes de guérison ! Mais pour l'instant, pour bien comprendre, parlons seulement de la santé de manière générale. Et pour bien visualiser, utilisons un schéma. Nous utiliserons une ligne en pointillée représentant notre capacité d'adaptation, donc notre niveau de santé (le seuil adaptatif) et des plots posés les uns sur les autres, représentants des quantités de perturbation.

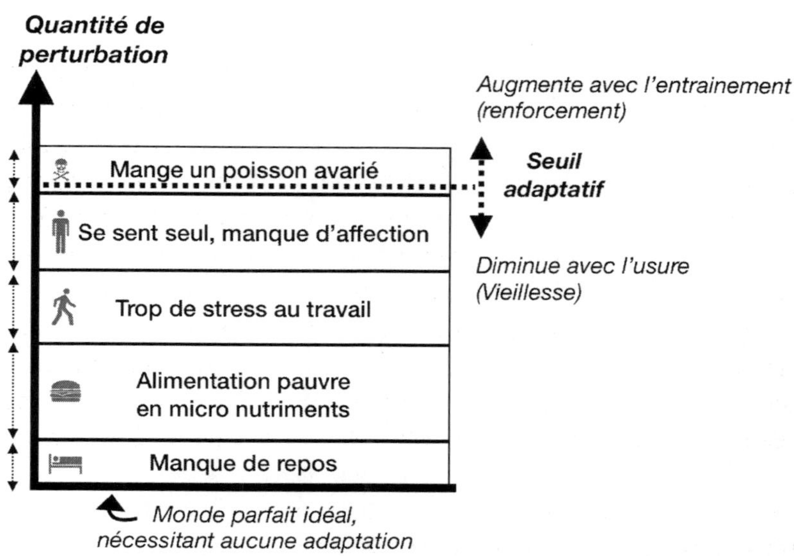

Dans un monde idéal, nous n'avons pas à nous adapter, c'est le niveau le plus bas. Notre capacité d'adaptation peut donc être nulle, ça n'aura aucune incidence sur notre santé. Mais en réalité, dans cette vie de dualité, nous allons devoir nous adapter à un grand nombre de choses. Ce sont des « plots » de perturbation qui s'ajoutent, comme la pollution, la cigarette ou encore l'action incessante, le harcèlement moral, le trop-plein d'informations, le manque de repos, etc. Ce manque de repos va perturber notre santé : s'il est léger, le niveau de perturbation sera léger. S'il est important (des nuits blanches), le niveau de perturbation sera plus important. Les perturbations auxquelles nous allons devoir nous adapter dans la vie vont ainsi se cumuler, jusqu'à dépasser un certain seuil représentant notre capacité d'adaptation. En dessous du seuil, nous n'avons aucun symptôme, dès que l'empilement des plots dépasse le seuil, les symptômes apparaissent et notre organisme manifeste des actions réflexes pour rétablir l'équilibre (par exemple l'inflammation comme vue précédemment). Au passage, ces actions servent d'alarme pour nous prévenir qu'il faut rétablir l'équilibre et l'alarme s'arrête toute seule dès que nous avons enlevé suffisamment de perturbations nous permettant de passer à nouveau sous le seuil adaptatif.

Ce schéma ne représente que quelques éléments, mais nous sommes d'accord qu'en réalité nous avons des centaines, si ce n'est des milliers, d'éléments auxquels nous devons nous adapter. Qu'ils soient physiques (sommeil, alimentation, pollution, activité sportive, respiration, posture, etc.), émotionnels (relations, blessures, plaisir, peurs, frustrations, etc.) ou mentaux (quantité quotidienne de choses à penser, de problèmes à résoudre, de notifications sur notre smartphone, d'informations stressantes à la télévision, etc.). Tous ces éléments varient dans le temps. En effet, l'intensité n'est pas la même dans un temps T, selon le lieu, l'heure, le jour, la saison, l'année, et selon notre capacité à digérer, assimiler les éléments en question.

La ligne d'adaptation quant à elle varie en fonction de plusieurs facteurs : pour commencer le temps et l'usure (sous-entendu notre niveau de « vieillesse »), mais aussi notre force, qui est, elle aussi, liée au temps (nous nous renforçons selon certaines règles avec l'entraînement ou l'expérience).

On peut donc retenir pour l'instant que nous pouvons jouer de deux manières sur notre santé. Premièrement, en limitant les perturbations, en prenant soin de nous (repos, réponse aux besoins, etc.), ce qui limite l'usure naturelle de notre capacité d'adaptation. Deuxièmement, en relevant le seuil de notre capacité d'adaptation grâce au renforcement et à l'entraînement !

Si nous parlons d'usure naturelle, c'est parce qu'une part de notre capacité d'adaptation est innée. Nous en avons reçu une certaine quantité à notre naissance. Et nous puisons dedans toute notre vie. Nous démarrons avec un stock différent pour chacun, qui diminue naturellement avec le temps. Nous ne pouvons pas agir sur cette donnée de base. Par exemple, s'il vous manque un rein à la naissance, vous ne pourrez rien faire pour le rajouter. Ceci explique que nous sommes plus ou moins adaptatifs dès notre naissance et que pour certains s'adapter au froid ou à la pollution sera plus facile que pour d'autres, à niveau d'entraînement égal. Et c'est d'ailleurs pour cela qu'il n'est pas question de culpabiliser si notre santé n'est pas parfaite ! Nous ne partons pas tous du même endroit. Mais que faisons-nous ensuite du jeu de cartes que nous avons reçu ? Là, entre en jeu notre responsabilité.

Alors si le seuil d'adaptation est différent pour chacun dès la naissance, nous comprenons aussi qu'après la distribution génétique de base, certains doivent s'adapter à une alimentation en micronutriments plus pauvre que d'autres, à un climat relationnel plus difficile que d'autres, à un environnement naturel moins présent que d'autres, etc. Le niveau de perturbation subit par chacun est différent et nous rappelle pourquoi nous ne pouvons pas juger de la santé de l'autre, mais bien seulement, et uniquement, de la nôtre.

En attendant, revenons à cette idée pour bien l'intégrer. Et pour cela, prenons des exemples très clichés pour battre en brèche les pensées simplistes habituelles sur la santé.

Imaginons Marcel : il est bûcheron, célibataire, dehors toute la journée, quel que soit le temps, et il aime bien l'alcool, la cigarette et la fête le soir. Et... il le supporte très bien, ainsi que le gras et les excès en tout genre.

Imaginons cette fois-ci Annie : elle est comptable, elle est stressée au travail, assise toute la journée et elle s'occupe de ses enfants, qui lui font beaucoup de soucis. Elle est très fatiguée émotionnellement et mentalement, pourtant elle mange bio et équilibré ! Mais ça ne suffit pas ! Elle a toute sorte de maux et trouve injuste que Marcel n'ait rien alors qu'il ne prend pas soin de lui.

Nous pouvons imaginer plusieurs choses. Pour commencer, que les capacités adaptatives innées de chacun sont bien différentes. Marcel a pu en recevoir plus à la naissance qu'Annie. De plus, Marcel vit dans la forêt dans un environnement naturel à respirer nombre « d'huiles essentielles » tandis qu'Annie vit dans un environnement aseptisé et un bureau climatisé. Marcel apprend à s'adapter aux différences de températures, il renforce ses muscles, son endurance, ses capacités respiratoires. Il crache ses toxines. Et cela quotidiennement. Tandis qu'Annie reste assise toute la journée et voit ses muscles comme sa capacité respiratoire s'amoindrir de jour en jour. Elle devient frileuse, sensible aux changements, son système immunitaire est faible et est encore amoindrit par son esprit morose, par la pression au travail, et le climat anxiogène transmit par la télévision qu'elle regarde le soir après sa journée déjà si stressante. À votre avis, qui va tomber gravement malade en premier ? Annie qui mange bio et équilibré, ou Marcel qui est saoul tous les soirs et qui fume comme un pompier ?

Évidemment, grâce au raisonnement systémique, je vous ai amené à comprendre que ce sera sans doute Annie. Mais les capacités adaptatives innées de Marcel n'étant pas infinies et s'usant avec le temps, il est bien possible qu'au bout d'un moment le foie ou les poumons de Marcel lâchent d'un coup (en commençant par de petits symptômes qu'il ne va bien sûr absolument pas écouter et vite effacer avec des médicaments). Et malheureusement, Marcel va se retrouver affaibli subitement, enlevé de son environnement naturel pour être placé dans un hôpital climatisé, perdre ses repères et ne sachant aucunement prendre soin de lui. Il aura des risques de ne pas s'en sortir facilement.

Percevez-vous maintenant à quel point la santé est systémique ? Dans le cas de Marcel, la médecine analytique et symptomatique va enlever le symptôme, donc le signal, mais ne s'occupera pas des changements à effectuer : on va lui réparer le foie, mais ne pas l'aider à opérer les changements nécessaires et ainsi le déresponsabiliser.

Quant à la médecine de terrain ou médecine holistique plus proche du vivant et donc systémique, elle va devoir changer beaucoup de choses, enlever les perturbations (les plots sous la ligne), mais aussi agir pour régénérer et augmenter ses capacités d'adaptations. La médecine devient ainsi un vrai coaching et non une intervention déresponsabilisante de l'extérieur. Et les résultats à long terme seront sans équivoque, pour le bonheur du client (et non « patient ») comme pour les caisses de la sécurité sociale. Il est clair qu'en ce qui nous concerne, notre auto-guérison passe par cet auto-coaching...

Avec cette présentation, il est aisé de comprendre que dans notre parcours de santé, il faut parfois plusieurs décisions, changements, thérapeutes ou thérapies avant que la quantité de perturbation passe en dessous de la ligne d'adaptation. C'est pourquoi les patients ont parfois l'impression qu'une thérapie a mieux fonctionné qu'une autre. Prenons un exemple : pour mon mal de dos je vais voir un chiropracteur, ça ne passe pas, puis un acupuncteur, ça ne passe pas, puis une magnétiseuse, ça ne passe pas, puis une naturopathe et cette fois, ça passe. Le réflexe habituel du patient est de conclure que son naturopathe ou la naturopathie sont merveilleux et plus efficaces que le reste. Mais en réalité peut-être que chaque thérapeute a permis d'enlever des perturbations et que c'est finalement au moment des changements d'alimentation conseillés par la naturopathe que le niveau global des perturbations est enfin passé sous la ligne d'adaptation. Le corps à ce moment-là n'ayant plus à trop s'adapter, les symptômes pourront disparaître.

C'est pour cela que j'ai été parfois considéré par mes clients comme le thérapeute qui les a réellement aidés après « tout ce qu'ils avaient déjà essayé ! ». Mais je suis sûr que pour d'autres j'ai été un de plus parmi ceux qui ne les ont pas soulagés… avant qu'un autre le fasse enfin !

C'est aussi pour cette raison que le patient pense parfois qu'une thérapie semble avoir « fonctionné », car le symptôme a disparu, puis voit le symptôme revenir et en conclut que cette thérapie a été efficace seulement un temps. En réalité, ces soins avaient peut-être été particulièrement efficaces en permettant de passer en dessous du seuil d'adaptation, et peut-être qu'une nouvelle perturbation s'est rajoutée aujourd'hui (ce qui est le cas classique de la personne qui se remet à faire n'importe quoi après avoir éliminé ses symptômes), remontant ainsi l'ensemble au-dessus du seuil.

Si nous reprenons l'exemple sur le schéma plus haut, nous comprenons aussi qu'il y a un facteur déclenchant : le poisson avarié. Mais qu'en réalité il existe bien d'autres facteurs générateurs au fait d'être « tombé malade » ce jour-là. Dans cet exemple (très simpliste) si la perturbation du plot « manque d'affection » avait été moindre, il aurait été possible que le poisson avarié soit très bien digéré, ou provoque une légère indigestion bien plus rapidement et efficacement gérée.

Nous voyons ici que les « j'ai mal au dos, car j'ai fait un faux mouvement » ne fonctionnent plus. Le faux mouvement n'est que le facteur déclenchant (celui qui a dépassé le seuil adaptatif). Mais le dos était faible avant ça, à cause d'autres facteurs générateurs, et n'a pas pu encaisser un simple mouvement que dans d'autres circonstances il aurait supporté facilement. Le facteur générateur principal est peut-être que la personne est assise toute la journée, que les muscles s'atrophient et qu'elle ferait bien de faire des étirements quotidiens dans ces conditions ! Ou bien, elle pense toute la journée à une situation qui la tend, et imperceptiblement cette tension se porte physiquement dans son dos. Il est trop courant de s'arrêter seulement sur le facteur déclenchant et penser que ce n'est que la faute à « pas de chance ». Dans une vision systémique de la santé, nous savons qu'il y a plusieurs facteurs à une entorse par exemple et pas seulement le fait d'avoir raté une marche « par manque de chance ».

Même si nous parlons de symptômes physiques jusqu'à maintenant, il en est de même pour un symptôme émotionnel. Ce n'est pas la petite phrase de notre amoureux/euse qui est responsable de notre jalousie. Elle est seulement le symptôme de facteurs générateurs, plus profonds comme un manque de confiance en soi, une blessure d'abandon, des peurs qui en découlent. S'arrêter sur le comportement de votre bien-aimé, c'est comme s'occuper de la fumer sans s'occuper du feu : ça ne fera malheureusement qu'aggraver la situation en lui donnant envie de vous fuir…

À ce stade, je rappelle que nous n'avons pas un seul niveau de santé, mais plusieurs, comme je le présente dans mes formations. Donc en réalité nous pouvons nous adapter parfaitement bien à certaines choses et beaucoup moins à d'autres. Cet exemple est généraliste à des fins pédagogiques, pour nous permettre de comprendre la logique globale.

Ainsi pour ma santé, j'adopte un nouveau paradigme : « la santé s'adapte ! ». La santé, c'est notre niveau de vitalité, notre capacité d'adaptation. L'auto-guérison consiste donc à limiter les perturbations ET à relever le seuil d'adaptation, tout en ne s'arrêtant pas sur le facteur déclenchant, mais en prenant en compte les facteurs générateurs.

Loi 7 : Choisir la Vie me fait guérir

“ Choisis la vie et tu vivras. ”
- Christiane Singer

Conduire une voiture essence puis passer au diesel. Devoir attendre que les bougies chauffent avant de donner le coup de clé final pour que mon moteur démarre. Oublier sans cesse de faire ça. S’en souvenir toujours à posteriori. Plusieurs jours après. Puis… juste après. Plusieurs fois. Puis pendant. Puis avant. Avoir enfin changé mon habitude. Et en avoir une nouvelle.

Me bloquer le dos souvent. Torticolis, lumbago, etc. Me faire de multiples entorses aussi. À force, commencer à mettre de la conscience sur ce que je vivais au moment où ces symptômes apparaissaient. Petit à petit me rendre compte que je vivais des tensions dans ma vie, dans mes choix. Au début, en prendre conscience longtemps après, donc ne pas faire de liens très francs. Puis juste après, et percevoir les liens. Puis, un jour, me faire une entorse et instantanément percevoir que j’étais en train de me demander quelle direction prendre dans ma vie. Être en train de courir, tout en réfléchissant à ma vie et en me sentant incapable de choisir entre musique et thérapie. Et au moment de tourner, me faire une entorse.

Comprendre petit à petit que quand je réfléchis trop, je mets de la tension, et que cette tension se révèle d’une manière ou d’une autre dans ma vie, dans mon corps, comme pour rétablir un équilibre. Apprendre à relâcher la tension, faire confiance à ce que je ressens pour faire mes choix. Réduire petit à petit la fréquence de ces blocages et accidents. Ne plus en souffrir. Avoir changé mon habitude de pensée. En avoir une nouvelle : toujours choisir la vie !

Nous pourrions dire que ce paradigme résume et englobe les précédents. J'en suis aujourd'hui intimement convaincu, en ce qui concerne notre auto-guérison, s'occuper de la maladie, c'est faire fausse route. Nous n'avons qu'à nous occuper de la santé ! Laissons à la médecine moderne le soin d'étudier les maladies, les symptômes, car en faisant cela elle est très forte pour réparer certaines choses quand le corps ou l'esprit ne peuvent plus le faire. En tant que client (et non patient, rappelez-vous) il nous reste juste à savoir doser la limite à partir de laquelle c'est le cas, avec humilité et lucidité. Si nous sommes capables de lire ce livre, occupons-nous avant tout de recréer la santé en nous ! C'est ce que certains appellent la prévention, mais c'est bien plus que cela ! Nous sommes capables de prévenir les maladies, c'est un fait, mais aussi de créer notre santé, de regonfler notre vitalité au point qu'elle soit capable d'éradiquer la souffrance de notre quotidien.

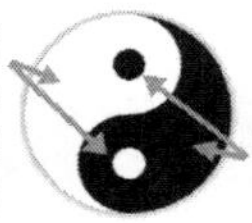
MÉDECINE SCIENTIFIQUE
= Enlever les maladies
(urgences et
confort à court terme)
AUTO-GUÉRISON
= Recréer la santé

Nous avons maintenant bien compris que :

1. la santé est un tout,
2. la vie est bien faite, la réparation est spontanée si nous la laissons faire,
3. le symptôme est le signe visible que nos capacités d'adaptations sont dépassées. Il faut donc leur permettre de s'amplifier et les aider si besoin,
4. à un symptôme donné, il y a plusieurs causes (facteurs générateurs et déclenchants),
5. là où il y a le symptôme, ce n'est pas là où il faut regarder. Ne regardons pas la fumée mais cherchons le feu. Ne regardons pas le champignon mais la pièce qui manque d'aération. En fait, là où il y a le « problème », c'est justement la fonction qui marche et qui cherche à guérir par elle-même. Donc, ne nous attardons pas sur le signal

du tableau de bord, mais menons l'enquête pour voir ce que nous n'avons pas vu. Pour prendre conscience de ce dont nous n'avons pas pris conscience. C'est là qu'intervient notre entrainement à la pleine conscience.

" Quand le sage montre la lune, le
sot regarde le doigt. "
- Proverbe Chinois

Si la suite de ce livre va donner des pistes pour aider à cibler, deviner, enquêter sur les nombreuses causes des maladies ou problèmes, retenons qu'il faut favoriser la santé en général, sur tous les plans, afin de venir à bout de n'importe quelle maladie. Nous n'allons pas combattre des maladies en particulier, nous allons tout faire pour créer la santé. Nous allons nous intéresser aux lois du vivant, aux lois qui rendent heureux et en bonne santé. Point. Car en augmentant le niveau de santé global, les symptômes vont disparaître petit à petit... et dans l'ordre choisi par le corps ! Si nous faisons confiance à notre intelligence, notre corps réglera tous nos symptômes les uns après les autres, en fonction de ce qui est le plus adéquat pour lui. Pas en fonction de notre volonté (ego), de nos jugements et de nos savoirs scientifiques qui sont toujours limités par rapport à l'intelligence infinie du vivant. Nous allons donc favoriser les conditions globales pour permettre au corps de rééquilibrer ce qui doit être rééquilibré, selon ses propres priorités, et assurer les réparations nécessaires.

Prenons l'exemple de la dépression, ce symptôme est le signal que nous n'avons plus les ressources pour nous adapter à notre environnement. Il décrit un épuisement du système nerveux, de manière générale. Même s'il y a plusieurs symptômes différents. Il y a aussi plusieurs causes. Pas seulement le travail ou le couple, ni même un traumatisme d'enfance. Il s'agit de penser la santé comme un tout ! Si je revois mon mode de vie, si je repense la qualité de ma nourriture, de mon activité physique, de mes relations, de mes pensées, si je recrée la santé et le mouvement, je ne serai plus en dépression ! Cela met bien en exergue l'échec de la médecine scientifique dans ce cas : elle donne des médicaments pendant des années sans que rien ne change. Il s'agit juste d'effacer les symptômes. D'endormir la souffrance psychologique au lieu de la transmuter. Trop souvent, il n'y a pas de vraie prise en charge, car nous ne nous occupons pas des causes globales, mais de certains symptômes. Là où il faudrait agir aussi bien d'un point de vue physique (respiration, alimentation, activité physique…) ET psychique (croyances, peurs, attention, relations, blessures et d'autres points que nous verrons), nous préférons donner des pilules et ne rien changer. Or l'état de guérison, c'est un état dans lequel nous nous suffisons à nous-mêmes. Nous ne guérissons pas en prenant un médicament quotidiennement et à vie ! Nous sommes juste en état de survie et esclave du commerce.

Il s'agit de réapprendre à faire confiance à la sagesse profonde de la vie « qui est bien faite », celle-là même qui fait battre mon cœur, reproduit mes cellules, digère ce que je mange, fait pousser mes cheveux, rejette ce qui n'est pas bon pour moi. Et tout cela même quand je dors ! Il s'agit aussi de se faire confiance quand de nouveaux symptômes apparaissent lorsque nous changeons notre mode de vie. Ces symptômes étant le signe que notre corps met des choses en place pour guérir. Nous devons être capables de ressentir si ce sont nos symptômes qui s'aggravent ou si c'est une métamorphose vers le meilleur. Si nous jouons les règles de la vie, nous devons avoir confiance qu'elle nous le rendra.

Il s'agit aussi de doser, d'essayer de changer en douceur, puis d'augmenter le rythme quand nous sentons que nous arrivons à nous adapter. C'est là qu'un bon coach de santé, de vie, peut nous être utile. Juste comme regard extérieur expérimenté. Attention au médecin ou au thérapeute qui voudrait nous apporter les solutions par l'extérieur, par des pilules qu'elles soient chimiques ou naturelles, ou du magnétisme ou que sais-je sans nous accompagner dans un changement de notre mode de vie, sans nous accompagner vers…

plus de vie ! Il nous donne un petit coup de pouce, mais ce ne sera pas suffisant et pas efficace à long terme. L'aidant véritablement utile sera celui qui met le doigt sur quelque chose qui échappait jusqu'alors à notre conscience. C'est l'ami, l'enfant, le parent, le maitre et même « l'ennemi » qui nous fait remarquer notre « non-conscience » du feu et non celui qui critique la fumée, ni même celui qui nous aide à la faire partir.

Ainsi pour ma santé j'adopte un nouveau paradigme : « Choisir la vie me fait guérir ». Je ne m'occupe pas d'enlever les symptômes, mais je crée la santé, de manière globale, en pleine conscience, en choisissant systématiquement ce qui me fera gagner en vitalité.

Peut-on guérir de tout ?

" Ils ne savaient pas que c'était impossible
alors ils l'ont fait. "
- Mark Twain

Entendre le pneumologue me dire « vous ne pourrez plus jamais aller dans des endroits où la pression est trop forte, donc finis les petits avions, finie la plongée ». Puis, grâce à des techniques de respiration et des pratiques énergétiques taoïstes, ressentir aujourd'hui à quel point mes poumons sont forts. Avoir confiance et faire de la plongée amateure à plus de 20 mètres de profondeur en toute confiance.

Entendre le chirurgien me dire : « Il faut vous faire opérer, porter un corset pendant un an, ne plus rien porter de lourd ». Puis grâce au Qi Gong, à la relaxation et à mes nouvelles habitudes de pensée : ne quasiment plus jamais avoir mal au dos et me sentir fort, ce qui était franchement inespéré pour moi !

Dans un autre registre, entendre les gens me dire : « Ne fais pas de la musique, c'est trop difficile d'en vivre, c'est précaire, tout le monde se drogue dans ce milieu, tu n'auras jamais de prêt bancaire pour faire ta maison » … Ou encore dans d'autres situations : « Jamais cette fille ne s'intéressera à toi » ou « Ne fais pas ça tu vas tomber malade, etc. » Et… vous devinez la suite !

Avoir eu la chance cependant de ne jamais m'entendre dire « Tu ne feras jamais rien de ta vie, tu es un loser ». Avoir toujours été complimenté sur mes capacités d'apprentissage. Donc… avoir toujours pensé que quoi que je fasse, je m'en sortirai toujours, car je suis capable d'apprendre et donc de progresser. Ce qui a toujours été ma plus grande force : avoir toujours pensé que… tout est possible.

D'où ce livre.

À ce stade, avant de rentrer dans le concret et vous donner les moyens de vous auto-guérir, il me reste quelques points à éclaircir, dont une question qui revient sans cesse quand je parle d'auto-guérison : « Peut-on s'auto-guérir de tout ? ».

Selon des éléments présentés précédemment, vous êtes en mesure de comprendre qu'en fonction de notre capacité d'adaptation, il y aura des perturbations qui seront peut-être trop longues ou impossibles à réparer. Cela dépend des forces disponibles, de la capacité à se reposer, à être efficace dans le soin et à être persuadé que c'est possible, etc. Après tout, nous ne sommes qu'humains ! C'est à dire vivant dans un monde de dualité… donc limité.

Quel que soit le mal, il y a plusieurs éléments qui entrent en jeu : le temps qu'il vous reste comme celui que vous voudrez bien prendre, les forces disponibles pour enclencher la démarche d'auto-guérison et donc, de façon intimement liée, la capacité à croire que c'est possible, et donc la motivation.

S'il est bon de rester réalistes et de se rappeler que votre corps est en effet limité… votre esprit, lui, ne l'est pas ! Les résultats étonnants des chirurgies placebo existent bel et bien, ainsi que les rémissions spontanées inexpliquées et les témoignages de ce type en tout genre. Que ce soit à travers mon expérience personnelle d'être humain chaque jour un peu plus en santé que la veille, ou à travers les guérisons de proches ou de clients auxquelles j'ai personnellement assisté, ou encore celles dont on m'a relaté les faits dignes de confiance, je suis aujourd'hui convaincu que nous sommes encore loin de nous douter de nos capacités d'auto-guérison. Sans parler qu'en s'extrayant de cette dualité et donc du réalisme, nous nous plaçons sur un autre niveau qui vient relativiser ces propos et rendre les « miracles » possibles. Mais nous en reparlerons !

Il reste cependant un point essentiel sur lequel je voudrais insister. Celui de la concentration. C'est une faculté essentielle à l'auto-guérison. Elle commence par cette capacité à lire ce livre, avec attention, afin de bien en saisir les subtilités et continuer avec la capacité à faire les pratiques qui seront proposées, de façon continue et concentrée (c'est-à-dire pratiquer plus de « 2 minutes » avant de dire qu'on a essayé et que ça ne marche pas !).

Nos capacités de concentration sont en voie d'extinction ! Notre mental surstimulé par des changements permanents dans notre environnement ne s'entraîne plus à rester concentré sur une tache. Ce problème touche avant tout nos enfants habitués aux écrans et il faut réaliser qu'en les habituant ainsi nous limitons leur possibilité future à diriger leurs forces d'auto-guérison ! Heureusement, cette capacité peut être entraînée et se renforcer. S'il peut vous paraître difficile de faire seul certaines pratiques proposées dans ce livre, vous pouvez vous faire aider en étant guidé. C'est d'ailleurs quelque chose proposé en ligne ou en séminaires parallèlement à ce livre, pour cette raison. Vous l'aurez compris, pour guérir, il faut nous mettre dans des conditions physiologiques et psychiques idéales, demandant le moins d'adaptation possible, pour permettre au corps de se régénérer de façon adéquate.

Un ami ostéopathe m'a raconté il y a quelques années avoir été marqué par une patiente âgée venue le voir au cabinet avec sa fille. Comme à chaque début de séance, il lui pose les questions habituelles, dont « est-ce que vous avez eu des maladies ? » Et là elle lui répond : « Oui un cancer du pancréas ». Mon ami tombe des nues et lui demande : « Mais quand ? » Et elle répond : « Il y a une quinzaine d'années, les médecins m'ont dit que c'était incurable et que j'en avais pour maximum un an. Alors je suis sortie de l'hôpital et j'ai tout plaqué pour mon vieux rêve : vivre dans mon petit chalet en Haute-Savoie (elle était hollandaise) et tous les jours monter sur la montagne à côté pour ramasser les pâquerettes ». Elle n'est jamais retournée faire d'analyses, jamais retournée à l'hôpital… et elle était là, pleine de vie, quinze ans plus tard à raconter ça à mon ami bouche bée.

Là où cette histoire prend encore plus de sens, c'est qu'on a diagnostiqué à cet ami quelque temps après un cancer des amygdales. Et cette rencontre l'a motivé à changer des choses dans sa vie et à se soigner de manière naturelle, convaincu que si ça avait été possible pour elle alors c'était possible pour lui. Nous sommes cinq ans après et il rayonne de santé. Et nous avons de formidables échanges au sujet de cette fameuse santé ensemble !

Alors, j'ai envie de passer un message avec ce livre… Oui, tout est possible ! En tant que personne responsable et les pieds sur terre, je serai censé vous dire non. Comme tout médecin prudent le fait pour éviter les déconvenues et les déceptions. Mais en réalité, s'il y a bien une chose que j'ai comprise… C'est que tout est possible… si (et seulement si) vous y croyez ! Je sais que tout est possible et je sais que ce possible ne peut exister… que si nous y croyons ! Par exemple si vous croyez que vous êtes trop faible, ça commence mal, vous êtes d'emblée avec cette croyance dans une posture qui ne va pas vous porter, au contraire. Non, vous êtes incroyablement puissant ! Car en vie ! Vous avez les mêmes facultés de guérison que ceux qui se sont déjà guéris ! C'est déjà là en vous ! Pendant que vous lisez, sans même y penser, votre corps rivalise de mécanismes pour se maintenir en vie. Et votre être n'attend qu'une chose : que vous les mobilisiez, que vous l'accompagniez ! Donc, commencez par cesser toute inquiétude au sujet de votre propre santé. Fermez les yeux et appréciez un instant comment vos forces de guérisons sont actives en ce moment même. Et si vous ne savez pas comment les encourager, ne vous inquiétez pas, car tout est expliqué dans ce livre ! Votre corps va vers la bonne santé et il n'y a aucune raison que vous n'y alliez pas, quel que soit le pronostic que l'on vous a fait.

" L'art de la prophétie est extrêmement difficile,
surtout en ce qui concerne l'avenir. "
- Mark Twain

Ce que les médecins oublient de considérer, c'est qu'entre le diagnostic et le pronostic, il y a vous ! Et tout ce que vous pouvez mettre en place pour guérir. Il y a toujours une marge de progression même en cas de gros handicaps. Il y a des centaines de personnes à qui l'on a dit « tu ne marcheras plus jamais », « tu n'auras plus jamais telle ou telle fonction ». Les médecins se fondaient pourtant sur des éléments concrets et objectifs. Mais s'il est impossible de faire repousser un bras, il n'y a au-delà de ça que très peu de limites aux améliorations possibles. C'est impossible de ne pas progresser ! Donc, pourquoi ne pas essayer ? Votre qualité de vie peut être grandement améliorée et j'irai même plus loin : même votre qualité de mort. Pour ne pas mourir dans de grandes souffrances, mais avec une stabilité émotionnelle et mentale, une connexion intime à soi-même, sans peur… dans la paix. Et pour tout ça, il n'y a pas besoin de comprendre la maladie et faire de longues études, mais juste se connaître et connaître les lois du vivant. La seule chose à faire est d'accompagner la santé, en allant dans son sens, et ne pas rajouter tous les jours des plots de perturbation !

Imaginez une montgolfière qui s'envolerait sous l'action de l'air chauffé par le brûleur, mais que nous lui accrochions des sacs de sable, pour la lester. Votre santé fonctionne ainsi. La vie actionne le brûleur sans cesse (tant qu'il y a encore du gaz), tandis que les sacs de sable représentent toutes les choses auxquelles vous devez vous adapter. Si, tandis que la vie s'active pour vous guérir, vous ajoutez des sacs de sable au lieu de l'en libérer, il est sûr que vous n'arriverez pas à vous élever vers la guérison. Or l'inquiétude est un de ces sacs, et si vous l'augmentez un peu chaque jour au lieu de la diminuer, ça va être compliqué ! L'auto-guérison, c'est se libérer de ces sacs (souvent inconscients) et c'est aussi se brancher à une source infinie de gaz. Si vous le faites, si vous vous impliquez vraiment, alors la guérison est à votre portée.

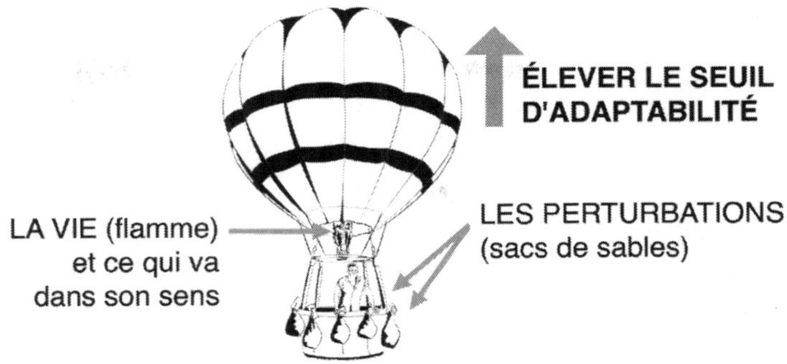

Choisissez la vie, limitez les dépenses de vie (en nettoyant, en reposant, etc.) et augmentez l'énergie de vie (en renforçant, en encourageant, en nourrissant). Mais il suffirait déjà de cesser de rajouter des poids quotidiennement pour que le corps aille spontanément dans le sens de la vie ! Vous auriez juste à laisser faire !

Se faire aider

" Personne ne peut nous sauver, à part nous-mêmes... Personne ne peut et personne ne le fera pour nous... Nous devons nous-mêmes marcher dans notre propre voie. "
- Bouddha

M'être souvent fait opérer. Et être rempli de gratitude pour cette chance (même si j'ai su par la suite que tout n'était pas nécessaire). M'être fait soigner par de nombreux kinésithérapeutes et ostéopathes. Et toujours avoir appris quelque chose à leur contact. Avoir été massé souvent. Et avoir un peu mieux appris à ressentir mon corps. Avoir souvent été hypnotisé. Et avoir ainsi appris à entrer en transe moi-même. Avoir été bien conseillé et avoir appris tant de choses sur la santé. Avoir été mal conseillé... et avoir appris tant de choses sur la santé. Avoir été malade... pour mieux apprendre à créer la santé.

Mon chemin de « malade » a été une réelle voie de connaissance de « moi-m'aime ». De nombreux soignants m'ont aidé avec leurs connaissances et leur dévouement. Je leur en serai éternellement reconnaissant même si ce livre peut défendre d'autres idées et pratiques que les leurs. Notre guérison est un chemin individuel, car aucun thérapeute ne peut nous promettre la guérison totale et définitive. Elle nous appartient, et ce jusqu'à la fin de notre vie... c'est-à-dire notre mort, nous prouvant ainsi que la guérison ne peut être vraiment définitive ?

Dans ce livre, nous allons voir comment mobiliser nos forces d'auto-guérison. Mais avant de le faire, même si j'ai décidé de faire l'inverse, dans une démarche que l'on pourrait qualifier d'« aventurier » de la connaissance de soi, je vous invite à prendre conscience qu'en aucun cas il est conseillé de vous passer des services des autres. L'humilité est une grande qualité ! Se faire aider n'est pas un aveu de faiblesse, mais de force au contraire. La seule question à se poser est la suivante : serai-je meilleur et en meilleure santé après avoir été aidé ou non ?

Cette démarche d'auto-guérison est destinée à faire de vous le spécialiste de vous-même ! Vous vivez toute la journée et depuis des années avec vous, et en tant que « médecin généraliste de vous-même », vous pouvez vous adresser à d'autres thérapeutes pour qu'ils vous aident. Ces thérapeutes spécialisés (chiropractie, gestalt thérapie, hypnose, aromathérapie, acupuncture , réflexologie, posturologie ou que sais-je) ont des compétences et une expérience que vous n'avez peut-être pas. Ils peuvent être une aide précieuse pour diminuer une perturbation, libérer un blocage et vous aider à repasser sous votre seuil d'adaptation. Tel un miroir, leur point de vue dissocié, extérieur, peut vous aider à y voir plus clair.

Nous sommes des êtres relationnels. Dès la naissance, la relation est inscrite en nous comme une condition de survie. Accepter qu'on ait besoin d'aide et choisir des coachs ou thérapeutes est donc un élément naturel à ne pas négliger. Alors sélectionnez de préférence des thérapies et médecines proches des lois naturelles de guérisons, rencontrez des thérapeutes, même plusieurs fois et sachez même vous tourner vers la médecine conventionnelle moderne qui est parfaite pour vous sauver la vie en cas d'urgence !

Et osez vous tromper de thérapeute, vous apprendrez toujours sur vous-même ! Cela vous permettra de renforcer votre intuition et sentir vous-mêmes où il faut aller. J'ai rencontré dans ma vie pas mal de thérapeutes que j'ai jugés inefficaces et perdus dans leurs suppositions, mais jamais je n'en suis sorti sans un message sur moi. Même si c'était involontaire de leur part.

" Deux ans à côtoyer un mauvais maître peuvent nous apprendre davantage que vingt ans de marche solitaire. "
- Chögyam Trungpa

De plus maintenant, je sais que nous sommes « Un ». Et donc en nous soignant nous-mêmes, nous soignons les autres ! Car nous les laissons libres d'être eux-mêmes. Ils se sentent aimés, compris, rassurés à nos côtés. Parfois challengés aussi. Cela leur permet de bouger, de se remettre en question, de progresser. En étant moins bloqués dans nos croyances égotiques, nous aidons les autres à dissoudre leurs propres tensions. Et puisque nous sommes « Un », que l'autre est notre miroir, tout ce que je vis grâce à lui est un enseignement (puisque « la vie est bien faite ») !

Ainsi je vous suggère d'accepter notre dépendance. C'est bien d'être forts et seuls. Mais c'est encore mieux d'être forts et unis. Rien ne procure plus de plaisir que de porter secours et d'aider quelqu'un qui en a besoin. Contribuer au bien-être des autres nous permet aussi d'être en bonne santé. Comme le yin engendre le yang et inversement. Permettez ainsi à ceux qui vous aident… de s'aider eux-mêmes. Cette société individualiste et l'omniprésence de l'État à tendance à nous faire perdre notre esprit d'entraide. Considérant que l'autre est aidé par nos impôts, nous estimons trop souvent que nous n'avons pas besoin de le faire nous-mêmes, sauf si c'est notre métier. Ce qui est parti d'une bonne intention nous a fait perdre le contact, l'humain, le toucher, l'entraide. Et nombreux sont ceux qui malheureusement militent pour moins d'entraide encore, avec le fameux et méprisant « quand on veut, on peut ». Ceci suggère une profonde méconnaissance de la nature humaine et de la santé et nous verrons pourquoi au fur et à mesure.

Nous naissons précoces, sans défense, incapables de marcher, de nous nourrir, de communiquer très intelligiblement, notre survie dépend donc avant tout du clan. C'est grâce à cette fragilité et parce que nous avons été entourés que nous sommes devenus si forts. N'oublions jamais cela. Rétablissons l'équilibre. La compétition nous fait faire des choses incroyables, nous pousse à innover, à progresser. La compétition c'est la force yang de l'expression individuelle. Mais n'oublions pas de garder une place égale pour la coopération ! Vous pouvez guérir seul ET avec les autres.

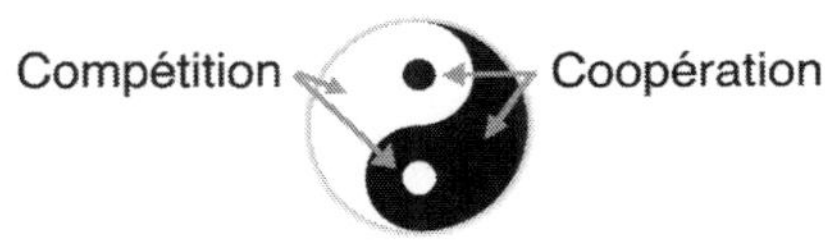

N'écoutez pas les gens qui vantent seulement un aspect de la dualité. Les deux sont complémentaires et ont toujours existé. Je concentre ce livre sur l'auto-guérison, celle qui vient de l'intérieur, ce n'est pas pour dénigrer celle qui vient de l'extérieur. Juste rétablir un équilibre perdu dont nous voyons trop malheureusement les symptômes dans notre société et nos vies.

Conclusion et méthode

“ Un problème sans solution...
est un problème mal posé. ”
- Albert Einstein

Dans ce chapitre, nous avons créé un socle solide sur lequel nous appuyer pour bâtir notre santé et donc notre vie. Notre vision du monde est plus proche de la réalité ! La réalité de ce qui nous fait du bien, de ce qui nous soigne et donc des règles du grand jeu de la vie.

Si nous ne nous sentons pas responsables de notre santé et si nous sommes effrayés par la maladie, nous ne croirons pas en l'auto-guérison. Nous préfèrerons acheter un médicament plutôt que faire quelques pratiques internes, pourtant gratuites comme des respirations et des visualisations par exemple, à notre disposition 24h/24, et surtout incroyablement plus puissantes que des médicaments ! Tant que nous n'y croirons pas, nous n'essaierons pas, ou nous essaierons sans grande conviction, donc ça ne marchera pas ! Notre esprit doit s'habituer à fonctionner différemment, et les paradigmes que nous avons vus sont faits pour ça. Expérimentez-les au quotidien, débattez-en avec votre entourage, apprenez-les par cœur, observez-les dans votre vie, imprimez-les et collez-les dans votre trousse à pharmacie afin d'apprendre à réagir différemment la prochaine fois qu'un symptôme se présentera ! Félicitez votre enfant la prochaine fois qu'il sera « malade » en lui faisant prendre conscience que la santé en lui est forte et réactive et que c'est bien. Ma fille adore que je lui explique ça ! Expliquez-lui qu'il est en train de guérir au lieu de lui transmettre votre peur que ça s'aggrave. Renversez la situation pour cesser d'être esclave d'une vision du monde qui vous tire vers le bas et la victimisation. Mobilisez vos forces d'auto-guérison avec encore plus d'intensité et de volonté que pour réaliser vos désirs.

Nous sommes capables de nous faire opérer du cerveau sous hypnose et l'effet placebo est souvent plus efficace que les médicaments. Imaginez que vous maîtrisiez ce pouvoir de guérison. Une chose est sûre : il est déjà présent en vous. Car c'est tout simplement la vie !

En adoptant les sept paradigmes, nous créons un espace dans lequel les solutions peuvent se présenter à notre conscience. C'est le terreau dans lequel notre auto-guérison va pouvoir prendre vie. Nous pouvons ainsi dégager une méthodologie de pensée pour notre auto-guérison, utile dans chaque cas, quel que soit le « problème » que nous souhaitons régler.

PRATIQUE DES PARADIGMES

1- Exercer ma conscience pour créer la santé.

Ne pas se limiter à ce que dit l'extérieur - l'avis des autres ou de la science - et apprendre à se connaître soi. Toujours approfondir la pleine conscience à chaque instant. *Qu'est-ce que je ressens ? Qu'est-ce que me disent mes pensées en ce moment ? Quels sont mes mouvements émotionnels ? (Et non pas uniquement ce que j'en sais !)*

2- Résoudre mes « problèmes » en me plaçant sur un niveau supérieur qui les englobe.

Quel que soit le symptôme, ne pas s'arrêter à lui. Sortir de la vision de la souris pour choisir celle de l'aigle. *À quel système plus global mon symptôme appartient-il ? Ce système s'insère-t-il dans un autre système encore plus grand ? Et un autre encore plus grand ? Sur quel niveau est-il plus efficace que j'agisse ?*

3- Être responsable à 100%.

Quelle que soit la situation de notre vie (santé, relation, etc.), ne jamais abandonner son pouvoir personnel au profit d'un autre, du passé ou du hasard. C'est le meilleur moyen de s'arrêter avant d'avoir trouvé la solution. *Est-ce que je me sens vraiment à 100% responsable ou est-ce que je pense que le problème ou la guérison viennent des autres ou de l'extérieur ? Comment faire pour me sentir pleinement responsable ? Comment ai-je permis à la situation d'exister ? Comment permets-je encore à cette situation d'exister ?*

4- Observer le symptôme comme un signal que la « vie est bien faite ».

Quel que soit le « problème » qui surgit dans ma vie, repérer que ce n'est qu'un guide pour me permettre d'être plus conscient, d'apprendre à me connaitre et à me respecter, de répondre à un besoin, de grandir et de changer ce qui est nécessaire. C'est toujours un signe de la vie qui tente d'aller vers la pleine santé et la pleine conscience. *Quel déséquilibre a eu lieu, poussant la vie en moi à s'adapter en produisant des symptômes ? Quels sont mes besoins que je ne respecte pas ? Que dois-je changer dans ma vie ?*

5- Ne pas fuir le symptôme (car ça m'affaiblirait) et laisser la réparation se faire.

Avec l'homéostasie, processus dynamique d'équilibre inconscient, changer ce qui est nécessaire permettra à la guérison d'opérer spontanément, sans que je fasse quoique ce soit d'autre. *Est-ce que je permets aux mécanismes de régulation et d'adaptation du corps de faire leur travail ? Ou est-ce que je tente d'effacer les symptômes ? Une fois les changements apportés, est-ce que je laisse l'équilibre se faire ? Ou est-ce que je l'en empêche quand les symptômes de guérison ne me conviennent pas ? Lorsque j'ai opéré la transformation nécessaire, est-ce que je suis patient et persévérant ? Est-ce que je laisse le temps à la métamorphose (changement qui devient visible) ?*

6- Jouer avec mes capacités d'adaptation.

Créer les conditions nécessaires à la réparation en limitant les perturbations auxquelles je dois m'adapter et en augmentant mes capacités d'adaptation. Me mettre donc en conformité avec mes besoins profonds. *Comment puis-je faire pour limiter les perturbations ET relever mon seuil d'adaptation ? Quels sont les multiples facteurs qui épuisent mes capacités d'adaptation ? Est-ce que je m'arrête sur le facteur déclenchant ou je prends en compte les facteurs générateurs ?*

7- Pour guérir, choisir la vie !

Faire confiance à la vie et tout faire pour l'encourager en moi, car je sais que tout ira mieux ainsi, que le problème soit physique ou psychique. Créer la santé, de manière globale. *Est-ce que je focalise sur mes problèmes, sur ma maladie, sur mes symptômes ? Ou est-ce que je m'occupe de ma santé de manière globale ? Est-ce que je mène l'enquête pour découvrir ce qui échappe à ma conscience ? Ou suis-je coincé dans ma vision étriquée du symptôme, sans prendre conscience de ma manière de bloquer la vie en moi ?*

Pour conclure, je me permets d'insister une dernière fois : il est faux de croire que vous avez perdu la santé ! En fait la santé vous l'avez déjà et vous l'aurez jusqu'à votre mort ! Elle agit en vous à chaque instant pour vous maintenir en vie. Elle travaille à s'adapter à toutes les conditions que vous lui imposez. À aucun moment elle ne vous lâche, pas une seconde elle ne vous trahit. Au contraire, elle fait tout son possible pour vous. Pensez-vous seulement à la remercier ? À l'honorer ? Ou pensez-vous sans cesse qu'elle est mauvaise ?

En fait, la santé et la vie sont la même chose. À partir du moment où vous êtes en vie, vous avez cette force de santé qui œuvre à chaque instant. C'est une forme d'ingratitude de penser qu'elle est faible et de ne pas la remercier au quotidien. Vous avez cette chance incroyable d'être en ce moment même en train d'expérimenter la santé. Fermez les yeux un instant et ressentez-la en vous. Ressentez comment elle fait vivre vos cellules. De la même manière qu'elle fait tourner la terre autour du soleil ! Ressentez comme elle fait son possible pour digérer votre dernier repas et transformer le tout en énergie disponible. Ressentez cette chance incroyable d'être en vie grâce à ces milliards de cellules qui font ce que vous êtes et qui se battent pour vous maintenir en vie. Aucune cellule n'agit contre vous. Même les cancéreuses. Elles remplissent elles aussi un rôle dans la grande intelligence infinie de la vie. Vous avez déjà la santé. En fait, c'est mieux que cela, vous n'avez pas la santé, vous êtes la santé ! Vous n'avez pas la vie, vous êtes la vie ! Comprenez-le au plus profond de vos cellules. En vous, il y a des forces incroyables qui s'organisent à chaque instant pour vous maintenir en vie. Vous êtes la somme de milliards de réactions chimiques s'opérant pour maintenir l'homéostasie. Ressentez de la gratitude pour cette santé en vous, ou pour cette santé qui est vous. Au lieu de vous focaliser sur vos symptômes. Focalisez-vous sur la santé, sur la vie. Remerciez ces messagers venus vous avertir que la vie ne circule plus très bien depuis un certain temps et qu'il est temps de rétablir l'équilibre. Écoutez-les, remerciez-les. Appréciez cette vie magique en train de vous parler. Laissez-vous habiter par la santé. Par la vie. Et recréez les conditions nécessaires pour que les symptômes disparaissent, tout simplement.

La vie n'est pas arbitraire, au contraire, elle a un sens, elle a un ordre, elle a des règles du jeu. Vous les ignoriez jusqu'à maintenant ? Et bien c'est fini ! Vous allez pouvoir les connaitre grâce à ce livre notamment et ainsi jouer au grand jeu de la vie, dans la joie, dans la confiance, comme un enfant découvre le monde. Un enfant qui joue au détective, pour découvrir les raisons de ses symptômes, avec toute la candeur, toute l'ouverture d'esprit, toute la joie qu'un enfant peut avoir. D'ailleurs, comme l'enfant qui joue au détective et qui connaît déjà les réponses en réalité, vous savez sans doute déjà ce qui entrave votre santé.

Vous ne voulez pas le voir, mais au fond vous le savez. La suite du livre est simplement destinée à vous aider à le révéler et à le transformer.

Pratiquez avec moi la méditation

« RECONNECTEZ AVEC VOTRE SANTÉ »

Rendez votre lecture plus pertinente et utile, grâce aux vidéos et méditations que j'ai préparées exclusivement pour vous dans la continuité de cette lecture.

Retrouvez-moi à cette adresse :

Jechoisisdeguerir.fr/pratiques

3. La santé holistique

Les différents plans du vécu

“ Le paysan laboure les champs, l’armurier façonne la flèche, le charpentier courbe le bois, mais le sage se perfectionne lui-même. ”
- Bouddha

M’entendre dire « moi je ne suis jamais malade ». Apprendre en discutant que la personne souffre de problèmes de concentration, de frilosité, d’insomnie, de saute d’humeurs ou d’angoisses. Observer qu’elle a beaucoup de mal à s’adapter aux changements. Et qu’elle n’a pas conscience que tout cela c’est… sa santé ! Observer avec le temps que l’état physique de cette personne se dégrade. Se dire une fois de plus que nous sommes ignorants, inconscients de ce qu’est vraiment notre santé.

En avançant sur mon chemin, je me suis aperçu que si ma santé physique n’était effectivement pas au top, ma santé psychique ne l’était pas non plus. J’avais l’air d’être un gentil garçon intelligent, adapté, et tant que je n’avais pas de « maladie psychique » diagnostiquée et avérée type schizophrénie, dépression ou autre, on considérait que j’étais en bonne santé de ce côté-là. Mais au fil du temps, en progressant dans la connaissance de soi, je me suis aperçu à quel point c’était totalement faux : mon esprit fonctionnait mal, et c’était de toute évidence malheureusement le cas pour beaucoup de monde…

J’ai dû par exemple apprendre à être honnête ! C’est à dire savoir et assumer ce que je ressentais, qui j’étais, ce qui motivait mes actes et mes paroles. Accepter de voir et de différencier ce que je faisais vraiment par bonté et ce que je faisais pour être aimé, pour maintenir une image et par peur d'être jugé. Quel choc quand je me suis aperçu que, si je paraissais en bonne santé psychique pour tout le monde, en réalité je ne l'étais pas du tout. J'étais juste un esclave de mon histoire, comme 99% des gens, et ce quel que soit l'âge. Pour véritablement parler de santé, il ne faut donc rien oublier de notre vécu, et considérer tous les plans, pas uniquement le plan physique. Concernant la santé, c'est prendre conscience de ce qui est, mais aussi de ce qui n'est pas, de ce qui est enfoui, refoulé, caché, oublié... Et seulement là, nous serons dans une vraie « pleine conscience » qui n'oublie rien.

Nous acceptons l'idée qu'il existe un plan physique et un plan psychique. Mais ici, j'aimerais apporter une précision nécessaire. Sur le plan psychique, une distinction existe dans de nombreuses traditions qui commence petit à petit à se faire une place en occident : le psychisme peut être séparé en deux plans distincts. D'une part le mental, le monde des pensées et de l'autre l'émotionnel, le monde des émotions. Cette distinction peut paraître évidente. Si ce n'est pas le cas, pour vous en souvenir, retenez ceci : le mental juge ce qui est « bien ou mal » tandis que l'émotionnel « aime ou n'aime pas ».

Par exemple, notre mental juge qu'il est mal de fumer, mais notre émotionnel, lui, peut aimer fumer. Nous pouvons juger qu'il est mal de désirer la femme de son meilleur ami, mais éprouver du désir quand même. Nous pouvons juger, croire, savoir qu'il est bon de manger des épinards, mais ne pas aimer les épinards pour autant. Le mental et l'émotionnel ne sont pas toujours en conflit, mais peuvent l'être, nous prouvant qu'il s'agit bien de deux plans distincts du vécu. Nous avons donc, avec le plan physique, trois plans du vécu que l'on peut soumettre à notre pleine conscience afin de percer les mystères de l'auto-guérison.

Il en reste cependant encore un autre, décrit par toutes les cultures et religions, ainsi que par de nombreux philosophes et poètes et que nombre de personnes vivent au quotidien : le plan spirituel. Il a souvent très peu à voir avec les religions, et se distingue des autres plans comme nous le verrons en détail dans ce livre. Nous apprendrons aussi comment nous y connecter facilement afin que ça ne reste pas seulement une conception de l'esprit !

Il existe une très belle analogie, d'origine soufie*, pour bien se représenter ces quatre plans : l'analogie de la calèche.

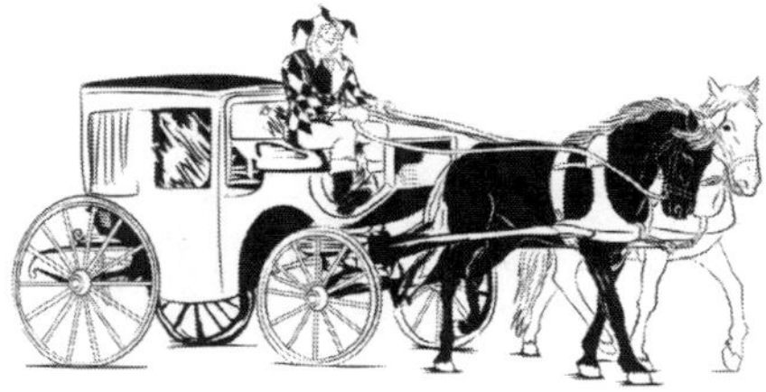

La calèche représente le corps physique. Elle est plus ou moins bien construite, richement décorée, entretenue, résistante, plus ou moins grande ou confortable.

Les chevaux représentent le plan émotionnel. Un pour les désirs, le yang à gauche, et un pour les peurs, le yin à droite, comme dans le Taiji. Ils sont plus ou moins coordonnés, vigoureux, dociles ou sauvages et plus ou moins dirigés par le cocher.

Le cocher, lui, représente le mental. C'est celui qui conduit le véhicule, étudie le trajet et fait tourner à droite ou à gauche, prend soin ou non de la calèche et des chevaux. C'est celui aussi qui est censé écouter et suivre les ordres du passager installé dans la calèche.

Ce passager, ou cette passagère, représente l'Âme, le Soi, la Présence, le Souverain intérieur, le Divin en nous, peu importe comment nous le nommons. C'est lui qui a décidé où aller et qui a donné les instructions au cocher. Même si la route est difficile, si le cocher ne voit plus rien, car la météo est défavorable ou que les chevaux sont épuisés, le passager sait exactement ce qu'il faut faire

---

* *Courant ésotérique et mystique de l'Islam.*

et là où il faut aller. Si nous l'écoutons, tout se passe bien. Il connait la route.

Malheureusement, le cocher ne suit pas toujours bien les instructions de départ, il est vite déconcentré, hésite parfois trop longuement entre deux chemins différents, pèse le pour et le contre, finit par n'en faire qu'à sa tête et commence même à oublier qu'il est au service du passager dont il doit normalement respecter les directives. C'est là que nous pouvons dire que nous sommes esclaves de notre mental. Parfois, le cocher n'arrive pas à maîtriser les chevaux très puissants qui ne souhaitent en faire qu'à leur tête. Nous sommes alors esclaves de nos émotions. D'autres fois encore, le cocher n'a tellement pas pris soin de la calèche qu'une roue a lâché et que nous ne pouvons plus avancer facilement vers notre destination. Nous sommes donc devenus esclaves du physique.

Parce qu'il a vécu plusieurs expériences, le cocher-mental commence à se faire des opinions et peut croire qu'il est meilleur de prendre la route de droite, car ses amis, ses parents, les scientifiques, ou les médias le disent. Pourtant les chevaux-émotions, eux, préfèrent prendre la route de gauche, car elle a l'air plus confortable et plus jolie. Les chevaux comme le cocher s'épuisent à tirer chacun dans leur sens ce qui crée un conflit intérieur et une dépense d'énergie. Pendant ce temps-là, la calèche est ballottée, secouée de droite à gauche et à force peut s'abîmer. Surtout si c'est une situation qui revient régulièrement (maladies chroniques…).

Il peut aussi y avoir des conflits sur un seul niveau. Par exemple lorsque le cocher-mental se demande longuement quelle route est la meilleure route à prendre, pesant indéfiniment le pour et le contre. Ou bien lorsque les chevaux-émotions tirent chacun dans des directions opposées. La calèche-physique peut de ce fait éprouver des difficultés et se fragiliser, car le cocher et les chevaux n'adaptent pas leur allure à l'état de la route (les évènements).

Ainsi avec cette allégorie, nous prenons une fois de plus conscience que pour comprendre la vie, il est nécessaire de tout prendre en compte et qu'il existe quatre plans essentiels à considérer dans une médecine pour une guérison holistique, globale.

Notons que certaines traditions parlent encore d'autres plans (causal ou karmique par exemple). Ma conviction profonde est qu'en restant déjà dans ces quatre plans observables, nous avons toutes les clés pour déprogrammer de façon pragmatique et accessible n'importe quel schéma, même hérité possiblement d'une autre vie.

Tout se répercute dans l'instant présent, dans notre vécu concret et observable de ces quatre plans. Donc en portant notre attention sur eux, nous avons absolument toutes les clés ! Je vois trop de personnes se perdre dans des enseignements qui les dépassent alors qu'elles n'ont pour l'instant pas conscience de grand-chose sur leur plan physique, émotionnel ou mental. Apprendre en priorité à mettre de la conscience sur ces trois plans est fondamental !

Parfois, le « problème » vient du plan physique, parfois du plan émotionnel, parfois du plan mental et parfois du plan spirituel. Nous saisissons bien pourtant que négliger un plan par rapport aux autres fera de nous un être boiteux et dysfonctionnel. Le but de la connaissance de soi est de tout faire pour que les quatre plans soient fonctionnels et alignés dans la même direction. Et pour ce qui nous concerne dans ce livre : créer les conditions propices à notre auto-guérison. Ainsi, dire : « il a fait attention toute sa vie, a mené une vie saine, et pourtant il est mort d'un cancer » réduit la maladie au seul plan physique. La calèche seule. La pensée systémique se garde d'établir des raccourcis de ce genre.

Arrêtons-nous sur ce point essentiel. Croire que ça vient forcément et toujours du même plan est trop simple. Certains dans une pensée matérialiste vont affirmer que tout symptôme vient du plan physique. D'autres que tout vient des émotions. D'autres que tout vient du mental. Et d'autres que tout vient de l'âme. Ce dernier point n'est pas forcément faux, nous en reparlerons, mais ça ne doit surtout pas exclure les autres plans pour autant !

Ce problème est récurrent lorsque les thérapeutes n'ont pas été formés à une vision et compréhension assez systémique de la santé. Chacun ramène à son point de vue, à son obsession, ou bien, simplement et humblement, à son champ de compétence. Le médecin voudra faire disparaître le symptôme physique par l'action chimique d'un médicament ou par la chirurgie. Mais pour le même problème, d'autres travailleront la manifestation d'une blessure d'injustice ou un complexe d'Œdipe, d'autres un problème de cervical ou de posture, d'autres un apport insuffisant en micronutriments ou un problème de pollution, d'autres le fait que l'âme n'est pas sur son chemin ou une raison symbolique, etc. En fait, tout le monde a raison. Car personne n'est épargné ni sur le plan physique, ni sur le plan émotionnel, ni sur le plan mental.

Repensez à la santé et à sa capacité d'adaptation. Tous ces plans nous demandent de nous adapter et nous apportent leurs lots de perturbations. Lorsqu'ils s'accumulent, ils peuvent nous faire dépasser notre seuil adaptatif... En supprimant des perturbations sur n'importe quel plan, on pourra repasser au moins ponctuellement sous le seuil et donc ne plus déclencher de « symptômes ». Ça ne voudra pas forcément dire que ce mal était exclusivement physique, émotionnel, mental ou spirituel !

Pour donner suite à ça, nous sommes en droit de nous poser la question suivante : qui aujourd'hui pratique vraiment une médecine généraliste et holistique, qui prend en compte tous les plans du vécu ? Ces thérapeutes-là sont rares. De nombreux thérapeutes et méthodes se disent holistiques alors qu'elles ne le sont pas ou qu'à moitié. On devrait plutôt parler de Médecine Totale. Mais de mon point de vue, je pense surtout que c'est à nous de nous assurer de cette globalité dans nos traitements. Pour nous-même. Aujourd'hui, avec internet, les médecins sont de plus en plus souvent confrontés à des patients qui connaissent parfois autant de choses qu'eux sur leur maladie et les effets secondaires des traitements potentiels. Je crois que cela démontre un souhait de se responsabiliser de la part des patients qui est louable et que s'amorce un changement majeur des consciences. Ils deviennent non plus patients, passifs, mais clients, partenaires. Je dirai même qu'ils deviennent leur propre médecin.

Ce livre propose d'être un guide de ce nouvel apprentissage.

L'Énergie

" Si vous voulez trouver les secrets de l'univers, pensez en termes d'énergie, de fréquence, d'information et de vibration. "
- Nicolas Tesla

Partir en colonie musicale. Durant ce séjour, m'amuser avec des copains sur une rampe de skateboard. Glisser et faire une lourde chute en retombant à plat sur le dos, me faisant expirer violemment tout mon souffle. Me retrouver dans l'incapacité de respirer. Entendre les rires des copains. Puis les questions, la compréhension et enfin l'action : vite aller chercher du secours. Conscience fulgurante que je vais peut-être mourir. Voir ma vie défiler, penser aux gens que j'aime, à ce que j'aurais aimé dire ou faire. Puis sensation bizarre de ne plus être dans la même dimension que mon corps physique. Comme si je flottais au-dessus. Percevoir que bizarrement mes amis ne me regardent pas, mais ont le regard porté en dessous. Comme si je flottais au-dessus de mon corps. Ne ressentir aucune souffrance. Juste la sensation que cette vie fut trop courte. Puis intuition que ce n'est pas terminé. Et reprendre soudainement une violente inspiration, réintégrer mes sensations dans ce corps meurtri et douloureux. Voir mes copains revenir avec des adultes. Il s'est peut-être passé à peine deux minutes, mais j'ai eu le temps de revoir ma vie en entier. Comme si ces deux minutes s'étaient infiniment dilatées. Comme si le temps n'avait pas existé. Avoir dix ans et percevoir que je ne suis pas mon corps. Autre chose. Une sorte de conscience qui l'habite et qui pendant un court instant… ne l'habitait plus vraiment !

Quelques années plus tard, partir en colonie pour un tour d'Italie. Durant ce séjour, visiter Florence. Sur la place principale, face à la grande tour de la basilique Santa Maria Del Fiore, être désigné par un animateur pour aller porter le courrier dans la boite aux lettres que nous voyons au loin. Le faire puis revenir en courant, en frôlant l'angle de cette fameuse tour. Être soudainement surpris par un énorme bruit devant moi. Quelques échafaudages se sont écroulés juste à mes pieds. Mais il n'y a pas que ça. Se trouve aussi un corps. Un corps en morceaux, déchiqueté. Sans doute le corps d'une personne qui s'est jeté du haut de cette tour, qui a percuté ces échafaudages et qui a manqué de me tomber dessus. Voir non pas un corps sans vie, mais des parties de ce corps sans vie. Un buste et un visage explosé juste devant moi. Un pied sur le côté. Avoir 13 ans et percevoir ce corps inanimé, sans vie, comme si quelque chose était parti. Comme s'il ne restait que des bouts de chair. Mais plus de vie.

Avoir depuis cette perception profondément ancrée en moi : il y a le corps et il y a la vie qui l'anime. Ce sont deux choses liées, mais distinctes et perceptibles, que j'apprendrai plus tard à apprivoiser et à ressentir de multiples façons.

Mes dessins animés d'enfance, dont « les chevaliers du Zodiac » et « Dragon Ball Z », me fascinaient, car ils mettaient justement en scène l'énergie. Et j'ai toujours senti en moi qu'il y avait une part de vrai. Mais dans notre monde moderne matérialiste, nous avons tendance à nous fermer à cette possibilité. Si j'étais né avec les Indiens Kogis en Amazonie, l'énergie ferait partie de ma réalité. Mais pas ici en occident ! Ici, nous ne « croyons que ce que nous voyons », et si tu vois quelque chose, mais que les autres ne le voient pas, tu es traité de fou ! D'autres sociétés ont pourtant compris qu'en réalité, nous ne « voyons que ce que nous croyons » (comme nous en avons parlé dans la présentation des paradigmes) !

Alors pourquoi n'ai-je pas inclus un plan « énergétique » dans la présentation des différents plans du vécu ? Tout simplement parce que tous ces plans sont énergétiques. Pour comprendre cela, il faut déjà bien saisir ce concept d'énergie, utilisé souvent à toutes les sauces et dont les esprits cartésiens se méfient lorsqu'il est utilisé dans les médecines dites non conventionnelles. Pourtant ce mot est utilisé en science comme en connaissance de soi pour exprimer exactement la même idée !

Selon la définition courante, en physique, le terme énergie est utilisé pour désigner une capacité à modifier un état ou à produire un travail, entraînant un mouvement ou générant un rayonnement électromagnétique, de la lumière ou de la chaleur. Le mot vient du grec qui signifie « force en action ». Il en est exactement de même dans les pratiques médicales traditionnelles qui utilisent le concept d'énergie ou de « souffle de vie » : pour elles, c'est une « force en action » qui anime, qui entraine un mouvement, un travail dans notre corps physique comme dans les autres plans. C'est cette intelligence naturelle, cette force qui transforme une cellule en embryon, puis en bébé, puis en adulte. Mais c'est aussi cette même force qui fait tourner la lune autour de la terre. Même si les modes d'action sont diversifiés.

Nous pourrions comparer cette énergie qui nous anime à celle qui éclaire les ampoules de nos lampes et que nous appelons électricité. Les êtres sont tous différents, d'origines différentes, de fabrication et de formes différentes, mais ils sont tous animés grâce à une énergie, la vie.

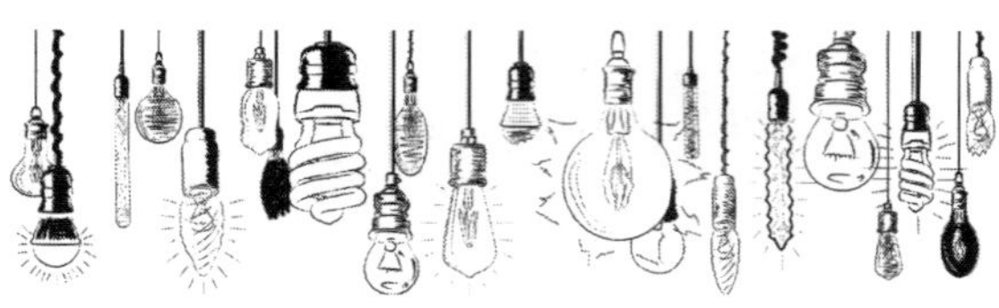

Pour une lampe, si l'énergie est forte, la lumière sera étincelante, si elle est faible, la lumière le sera aussi. Et quand l'ampoule grille, la lumière s'éteint. La lampe est toujours là, mais l'électricité ne circule plus. Pour les êtres vivants, lorsque nous mourrons, le corps est toujours là, mais la vie est partie. Toute personne qui a déjà vu une personne décédée sait dans ses tripes que la vie, donc l'énergie, s'en est allée. Plus de mouvement, plus de chaleur, plus de force en action. Plus rien. Juste la matière. Inanimée.

L'énergie s'inscrit de la même manière dans le Taiji. La manifestation de ce « souffle de vie » est yang, c'est la lumière qui brille, qui est visible, qui anime toutes ces lampes différentes. Le courant invisible lui est yin. C'est lui qui permet d'allumer ces lampes.

Concernant les quatre plans, c'est pareil. L'âme, l'anima, c'est ce souffle, ce courant électrique qui anime et rend possible la manifestation. Ce courant d'énergie, cette vie, anime le corps physique, le corps émotionnel, et le corps mental.

Puisque cette énergie anime notre être, nous pourrions parler simplement de « vitalité ». C'est exactement pareil. Et de même que nous pouvons varier l'intensité électrique, la vitalité est variable aussi. Ainsi nous pouvons imaginer qu'il y a en nous plusieurs circuits électriques avec plus ou moins de courant, de puissance électrique. Donc de vitalité. Alors nous pouvons nous poser les questions suivantes. Y a-t-il de la vitalité dans notre corps physique : de la chaleur, de la circulation, du mouvement ? Dans notre corps émotionnel : des désirs, de l'élan, de l'expression ? Dans notre corps mental : de la curiosité, de la lucidité, de l'intelligence, de la mémoire ? Y a-t-il plus de vitalité, plus d'énergie, dans un corps que dans un autre ? Dans un endroit du corps plutôt que dans un autre ? Des genoux chauds, mais des pieds froids ? De la discipline, mais pas de spontanéité ? De la curiosité, mais pas de concentration ?

Nous comprenons donc le lien avec la santé. Cette énergie, cette vitalité, est-elle bloquée quelque part ? Peut-elle circuler librement dans notre corps physique, comme dans nos émotions ou nos pensées ? Ou est-elle sclérosée, freinée, limitée par endroit ? Freinons-nous notre spontanéité ? Nos émotions ? Nos ardeurs ? Nous a-t-on appris à bien nous tenir tranquilles et à faire ce qu'on nous dit ? À ne pas faire de vague ? Avons-nous l'énergie quand il s'agit de persévérer, de tenir la distance avec endurance ? Sommes-nous capables de jouer avec cette énergie, par exemple de la focaliser sur une tâche ? Ou sommes-nous incapables de la maîtriser, de la diriger, pour finir ballotés comme une feuille au vent ?

C'est un point essentiel que j'ai expérimenté concernant mon auto-guérison. Je voulais être capable de déterminer mon degré de vitalité dans chaque domaine de ma vie. La vitalité est un excellent indicateur parfaitement corrélé à ma capacité d'adaptation. Et j'ai toujours observé une seule chose : là où il n'y a pas de vitalité se cache toujours la solution ! Et c'est d'ailleurs exactement ce que se dit le bon ostéopathe quand il veut remettre en mouvement des zones bloquées ou sclérosées !

Nous l'avons vu, l'énergie circule aussi entre chaque plan du vécu. Si le corps manque de vitalité après une nuit blanche, le mental risque d'en manquer également pour faire facilement sa comptabilité le lendemain ! Mais attention cependant : un mental qui tourne en boucle n'est pas signe de vitalité. C'est plutôt un cocher paumé qui ne sait plus quoi faire, épuisé, qui panique en cherchant sa route dans toutes les directions. Une bonne vitalité mentale, c'est au contraire un cocher avisé, concentré, maître de son attelage, en communion parfaite avec ses chevaux, sa calèche dont il prend soin et dont il sait tirer le meilleur. Une bonne énergie, c'est une bonne capacité à s'adapter.

De même pour les chevaux, s'ils ont une bonne énergie, ça ne fait pas d'eux des chevaux paniqués, tirant chacun de leur côté, freinant des quatre fers, car épuisés et s'ébrouant à la première occasion ! Lorsqu'ils sont remplis de vitalité, et que l'énergie circule parfaitement, ils sont au contraire d'une santé rayonnante et paisible, tout en étant capables de force et d'endurance. Les émotions étant justement à proprement parler cette force qui nous met en mouvement. Soit pour fuir quelque chose de désagréable, soit pour aller vers quelque chose d'agréable. C'est exactement sur cela que se basent d'ailleurs toutes les techniques de motivation, de communication ou de marketing issues du coaching, de la PNL (*Programmation Neuro-Linguistique) ou de l'hypnose afin de vous aider à changer ou prendre des décisions.

Ainsi l'hypnotiseur va déterminer avec quelle croyance limitante vous bloquez votre vitalité, empêchant la vie de circuler en vous. Le kinésithérapeute va faire de même d'un point de vue musculaire, l'ostéopathe d'un point de vue tissulaire, le psychothérapeute comme le professeur de théâtre d'un point de vue émotionnel, l'acupuncteur d'un point de vue plus directement énergétique grâce à sa connaissance des méridiens. L'expert en Feng Shui au niveau de l'habitat. Le magnétiseur, l'énergéticien ou l'expert en Qi Qong grâce à son ressenti vibratoire et rayonnant de l'énergie. Car en effet, comme nous l'avons vu, l'énergie produit de la chaleur et du mouvement. Si vous avez les pieds et mains froides, c'est que l'énergie n'y circule pas bien. Tout simplement. Le sang non plus, c'est lié. Toutes les thérapies font en sorte de lever les blocages et de refaire circuler la vie là où elle est bloquée. Que ce soit grâce à des plantes, grâce à des manipulations physiques, émotionnelles, mentales… ou spirituelles, comme certains enseignants spirituels peuvent le faire en favorisant votre reconnexion à la Source, au Tao. Car l'énergie ne circule plus quand votre mental et vos émotions luttent contre la vie en vous, contre vos intimes convictions, contre vos « évidences ». Contre cette vitalité qui sait très bien ce qu'elle veut et doit vivre. Quand vos jugements (le mental), vos peurs et désirs (l'émotionnel) cherchent à éteindre l'étincelle en vous.

Donc ce principe de l'énergie est exactement le même que celui qui est étudié en physique. Mais puisque notre démarche est intérieure, nous nous en moquons un peu qu'il puisse exister des appareils de mesure pour la mettre en évidence ! Dans une démarche d'auto-guérison, c'est à nous de le sentir, et de pouvoir en mesurer les effets à chaque instant ! Notre conscience est l'appareil de mesure ! Elle est parfaite pour ça si on l'entraîne ! Et là où la mesure extérieure va glorifier notre égo en nous montrant que nous avons beaucoup d'énergie, ou le décevoir en lui montrant l'inverse, notre conscience au moins ne pourra se comparer qu'à elle-même. Favorisant à long terme une bonne connaissance de soi et donc une bonne confiance en soi.

Il est donc temps pour nous de sentir les « forces en action » dans notre vécu. Car ces forces, ces énergies, sont celles qui nous maintiennent en vie ! Elles peuvent nous faire défaut, ou au contraire congestionner à un endroit en étant bloquées dans un autre. Ainsi elles sont directement responsables de nos maux ! C'est cela ressentir l'énergie ! Et même s'il y a plusieurs façons de le faire, la plus directe est de prendre conscience de notre vitalité et des mouvements de cette vitalité en nous.

Et alors, si tout est énergie, nos pensées sont-elles une énergie aussi ? Bien sûr ! Ce sont en effet des « forces en action entraînant un mouvement », non ? La médecine traditionnelle chinoise dit que « là où va l'esprit, l'énergie suit ». Il existe d'ailleurs des pratiques dites « internes » qui focalisent notre concentration sur des zones précises, afin de remettre du mouvement là où il est figé. Il s'agit alors de relancer la vitalité grâce au pouvoir de notre pensée. Ce qui en fait une technique puissante d'auto-guérison.

Avec de la pratique, nous pouvons ressentir très finement nos organes, leur niveau de vitalité, et agir directement dessus. Mais il faut pour cela mobiliser entièrement nos pensées. C'est à dire notre énergie psychique. Car si nous n'y croyons pas pleinement, ou que nous ne sommes pas vraiment concentrés, l'énergie mobilisée sera faible, et les changements observables très minimes.

Grâce à une concentration intense, focalisée, et un système de croyance favorable, nous pouvons développer des ressentis insoupçonnés, mobiliser nos « énergies » de guérisons en produisant tout simplement plus de vitalité ! Nous pouvons par exemple nous concentrer intensément plusieurs minutes sur une douleur et « respirer dedans » : imaginer que l'air est inspiré directement dans cette zone puis qu'il est expiré avec les toxines et la douleur. En remettant du mouvement et donc de la vitalité, la douleur va passer... Nous savons bien, au contraire, que si nous pensons sans arrêt à une zone douloureuse et fixe de notre corps, sans la faire bouger, la douleur va devenir insupportable ! C'est une technique qui nous permet de réduire ou même complètement d'éviter les « anti-douleurs ».

Ainsi par l'entraînement nous pouvons mesurer les effets de l'énergie, la voir, la ressentir, l'entendre, et l'augmenter (pour une plus grande résistance au stress, une meilleure récupération après une blessure, un meilleur système immunitaire, plus de créativité, un esprit plus clair, etc.). Ceci constitue par exemple la base des arts martiaux dits internes et de techniques de guérisons reconnues comme telles en Chine, comme par exemple le Qi Qong.

Le Qi est un terme désignant en chinois l'énergie vitale ou le souffle vital (tout comme Ki en Japonais, Prana en indien, Ha en Hawaïen...). Qong signifie maîtrise ou réalisation. Le Qi Qong est donc la réalisation (au sens de prise de conscience ET d'utilisation) du souffle vital. Si nous sommes intéressés par l'auto-guérison et la prise de conscience intime de la vie en nous, donc de la santé, de la vitalité, de l'énergie vitale, alors nécessairement nous nous intéresserons à des pratiques internes conçues pour cela. Dans toutes les traditions, il existe des pratiques dites « énergétiques », les plus connues en occident étant le Qi Qong, le Tai Chi, le Yoga, le Reiki, le Do In, etc.

" Le mot Ki appartient au domaine du sentir et non à celui du savoir. Le sentir est une expérience primaire préalable à tout effort d'intelligence. "
- Itsuo Tsuda

Les 3 plans inscrits dans la dualité

" Il sent du plaisir en lui-même... S'il veut de la dualité il l'a en lui-même... S'il cherche joie et satisfaction à l'extérieur, c'est en lui-même et il les trouve. Aussi est-il Seigneur et Maître de lui-même... et dans le monde entier il est à l'aise. "
- Mundaka Upanishad

Être UN avec ma mère dans un liquide et un environnement parfait. Température parfaite, texture parfaite.

Naître. Pour la première fois percevoir des changements intenses dont le plus intense de tous : « je ne suis pas ma mère ». Première information de séparation créée par mon mental. Ma mère peut partir… et revenir. Puis expérimenter d'autres informations de séparation dans les jours et mois suivants. Voir une forme devant moi. La pousser. Elle tombe. J'ai gardé ma main, mais la forme est tombée. Je ne suis donc pas cette forme. Ma main est restée c'est donc bien « ma » main.

Parallèlement percevoir une attraction pour certaines choses et une répulsion pour d'autres. Laisser cette information me traverser sans rien contrôler. J'apprendrai plus tard qu'on appelle ça pleurer et crier.

Un peu plus tard, crier pour avoir mon jouet. Il ne vient pas tout seul. Mais si je crie assez fort, ma mère l'apporte. Retenir la technique. Ça sera parfait si ça marche ainsi. Je n'aurai qu'à hurler pour avoir ce que je veux. Puis un jour, cela change, ma mère ne vient pas quand je cris. Je suis alors obligé d'aller chercher mon jouet à quatre pattes.

Commencer à expérimenter l'autonomie…

S'il y a bien une chose que j'ai observée avec le temps et que nous avons tous en commun, c'est que cette expérience de vie sur Terre se caractérise par la dualité. Je suis un homme ou une femme, il fait chaud ou froid, j'aime certaines choses tandis que j'en déteste d'autres, je connais la douleur, car je connais le plaisir, je connais la joie, car je connais la tristesse… Bref, les trois plans physique, émotionnel et mental sont inscrits dans la dualité ! Et nous allons ici prendre le temps de bien comprendre comment, afin d'apporter du discernement sur notre condition d'expérimentateur de la dualité !

Petit rappel : si je présente ces 3 plans de façon dissociée, c'est simplement pour y apporter du discernement, de la lumière, de la conscience, mais nous avons vu qu'ils interagissent les uns avec les autres. Ils ne sont pas complètement séparés comme l'a longtemps cru cette pensée analytique cartésienne et matérialiste. Ils sont en réalité parfaitement liés, imbriqués. Nous en parlerons après. Mais avant, rentrons un instant en détail dans ces trois plans afin d'y apporter la lumière de notre conscience.

LE CORPS PHYSIQUE (la calèche)

Sa fonction est de nous incarner, c'est le véhicule, il fournit la matière, la forme et les sens nécessaires à l'expérimentation du vécu.

Sa dualité est celle de la sensorialité : chaud/froid, grand/petit, dur/mou, humide/sec, haut/bas, clair/sombre, etc.

LE CORPS ÉMOTIONNEL (les chevaux)

Sa fonction est d'animer la matière, donner les élans, les mouvements (« e-movere » en latin) d'attraction et de répulsion. Par exemple, la colère nous donne du courage, la peur nous fait fuir, le désir nous attire vers un point particulier, le dégoût nous fait repousser un point particulier. La joie nous rend ouvert, dans une vue d'ensemble, tandis que la mauvaise humeur nous referme et nous rend sensible aux détails.

Sa dualité est celle de l'attractivité : attraction/répulsion, attachement/détachement, confort/inconfort, plaisir/douleur, désir/peur, « j'aime/je n'aime pas », combat/fuite.

LE CORPS MENTAL (le cocher)

Sa fonction est de lire l'information « dualité ». Il est sur la fréquence permettant d'interpréter l'information comme telle. C'est pour ça que les grands maîtres orientaux rabâchent sans cesse, avec raison, que notre mental crée l'illusion d'un monde, d'expériences, d'un « moi », mais que rien de tout ceci n'existe réellement. Je rappelle d'ailleurs que la physique quantique le démontre. En soi, la matière n'est quasiment que du vide, un champ d'information, de probabilités. Le mental qui est sur la fréquence « dualité » l'interprète comme de la matière, sélectionnant lui-même « son » possible parmi les probabilités.

Sa dualité est celle de l'interprétation et de la séparation : Moi/l'autre, passé/futur, « c'est bien/ce n'est pas bien » avec tout son système de croyances qui lui permet d'interpréter les évènements de sa réalité. Il filtre les informations pour se fabriquer une vie, « sa » vie. Car il ne peut pas être attentif à tout. Il sélectionne certains évènements, certaines pensées, il ne pense et ne voit pas tout et omet certains faits. De plus, il opère des généralisations pour se repérer et essayer de comprendre plus vite et plus facilement un monde trop complexe et infini. Le filtre et l'interprétation qu'il opère permettent une réponse symptomatique sous forme d'émotions ou de comportements.

Et en particulier, qu'est-ce qui lui permet de filtrer la réalité ? Les mots ! En effet, il pense avec des mots ! Et le fait même d'utiliser des mots sépare et filtre le vécu. Quand j'ai dit ou pensé « arbre », je l'ai séparé de son environnement, comme une entité à part entière. De même, lorsque j'appelle quelqu'un par son prénom, je le sépare et renforce du même coup la perception de son égo. Nous pensons avec des mots, il vous suffit d'en faire l'expérience maintenant. Cessez de faire quoi que ce soit, expérimentez le silence. Vous observerez bientôt le flux incessant de vos pensées sous forme de… mots. Ce que vous percevrez, c'est ce mental, ni plus ni moins.

Voyons maintenant comment ces trois plans interagissent les uns avec les autres. L'action de l'un engendre des répercussions « symptomatiques » sur les deux autres. Tout ceci est prouvé mille fois par la science, mais, encore une fois, avec un peu de « conscience », d'observation, de rencontre et de connaissance de soi, tout ceci devient évident.

EXEMPLES D'ACTIONS DU PHYSIQUE SUR L'ÉMOTIONNEL ET LE MENTAL

Exemple 1 :
Action physique : ne pas dormir de la nuit.
Répercussions émotionnelles : mélancolie, déprime, manque d'élan, abattement le lendemain.
Répercussions mentales : tendance aux idées noires, difficultés de concentration, pensées plus facilement négatives.

Exemple 2 :
Action physique : se faire masser avec tendresse.
Répercussions émotionnelles : plaisir, joie, tendresse, équilibre, harmonie.
Répercussions mentales : détente, calme, les idées sont plus positives, plus posées, plus stables…

EXEMPLES D'ACTIONS DU MENTAL SUR LE PHYSIQUE ET L'ÉMOTIONNEL

Exemple 1 :
Pensée : apprendre le décès d'un membre de sa famille.
Répercussions émotionnelles : grande tristesse.
Répercussions physiques : manque d'énergie, gorge serrée, larmes.

Exemple 2 :
Pensée : croire en la réalité de mon opération placebo (car rendez-vous à l'hôpital, blouses blanches, anesthésie, endormissement et éveil, etc.)
Répercussions émotionnelles : réveil rassuré en attente des résultats, joie quand on me dit que tout s'est déroulé à merveille.
Répercussions physiques : les douleurs ont disparu.

EXEMPLES D'ACTIONS DE L'ÉMOTIONNEL SUR LE PHYSIQUE ET LE MENTAL

Exemple 1 :
Émotion : surprise et peur, car une voiture a manqué de m'écraser.
Répercussions physiques : accélération du rythme cardiaque et jambes flageolantes.
Répercussions mentales : imagination du pire, besoin de mettre des mots, concentration exclusive sur ce qui vient de se passer, sélection de l'information : je n'entends pas les oiseaux qui chantent, ne voit pas le couple qui s'aime juste à côté, etc.

Exemple 2 :
Émotion : désir ardent d'une personne que je connais.
Répercussions mentales : évaluation de la situation, étude des possibles, suppositions, imagination
Répercussions physiques en sa présence : accélération du rythme cardiaque, dilatation des pupilles, manifestations érotiques...

Avec cette approche au travers des trois plans, nous pouvons vraiment nous amuser à apporter du discernement dans bien des situations.

Si nous revenons sur nos relations, nous pouvons aisément repenser à nos histoires de couples passées par exemple et observer comment certaines étaient plus physiques (attrait physique, sexualité forte et surtout charnelle), d'autres plus émotionnelles (joie, jalousies, émotions communes, aventure, passion, sexualité très émotionnelle) ou d'autres plus mentales (idéaux et valeurs communes, communication, intérêts et projets, fantasmes). Parfois, il n'y avait que deux plans véritablement épanouissants et pas le troisième. Nous pouvons aussi constater que les trois plans sont rarement totalement satisfaisants, ce qui explique que les vrais coups de cœur sont rares.

Se servir de ces trois plans pour éclairer notre vie, nous permet d'observer nos forces et nos faiblesses et de préciser ce que nous recherchons dans un métier, un loisir, une relation, etc. Et bien sûr, utiliser cette approche dans notre auto-diagnostic santé. Si par exemple notre foie est abimé par l'alcool. Doit-on soigner le foie (donc le plan physique) ? Ou doit-on détecter et soigner une blessure émotionnelle à l'origine de cette addiction à l'alcool ? Ou encore travailler sur les croyances (le mental) qui nous font penser que l'alcool fait digérer par exemple, ou nous rend plus cool auprès des copains ? Ou encore les trois à la fois ? La réponse variera en fonction des situations. Il faudra parfois faire une seule action, parfois travailler sur les trois plans. Ou peut-être même sur le quatrième...

Car nous avons compris que ces trois plans sont inscrits dans la dualité. Mais qu'en est-il du plan de l'Être ?

L'Âme incarnée

“ Vous n’êtes pas un être humain qui vit une expérience spirituelle, vous êtes un être spirituel qui vit une expérience humaine. ”
- Wayne W. Dyer

Lors de ma première expérience de l’Unité… Hum… non. Reprenons, ce terme d’« expérience » ne convient pas ! Disons lors de ma première « unification », ressentir à quel point la dualité n’est qu’une illusion. D’ailleurs c’est même en comprenant et en percevant réellement cette illusion que ce glissement vers l’Unité s’est produit. Ressentir un choc et une immense tristesse de m’être infligé autant de souffrances. Ressentir que tout venait de mon identification à certaines choses. À mon corps, à mes émotions, à mes pensées, à mon passé, à mes désirs…

Sentir que si tout cela a de la valeur… rien n’a d’importance.

Car rien n’est réel.

Je crois avoir toujours été sensible au fait qu’il existe un autre plan de vécu, autre que celui de la matière visible et tangible. Il y a toujours eu une part de moi qui avait l’intuition que tout ceci n’était pas vraiment réel. Que la vie telle que nous la vivions n’avait pas de sens. Plusieurs évènements dans ma vie ont confirmé cette intime conviction, mais le brouhaha émotionnel et mental était si fort que j’étais plus occupé à me débattre avec mes émotions et pensées, mes amis les chevaux et mon pote le cocher, qu’à écouter mon âme, le passager discret de la calèche. J’étais happé dans ce monde de la dualité. Jusqu’à ce que je fusionne avec le « Un ». Au point que le « je » n’existais plus. Qu’il n’avait plus de sens ! Plus de signification.

Ce jour-là, c’est comme si le passager avait préparé son coup pour stopper la calèche et les chevaux, calmer tout le monde, et même carrément assommer le cocher pour que l'espace d'un instant il n'y ait même plus de perception du « moi je ». Cet évènement, s'il m'a « éveillé », a aussi terrorisé ce cocher, mon mental, qui a eu peur de disparaître à nouveau et a essayé de bâillonner le passager ensuite, pour être sûr de ne plus en entendre parler.

J'ai pu l'observer chez d'autres aussi, ce réflexe est commun. Nous sommes comme happés par cette expérience de la dualité. Si certains peuvent avoir l'intuition de l'Unité possible, le mental est trop fort et nous empêche de la vivre. D'ailleurs ce mot ne convient pas. Nous ne vivons pas l'Unité. Vivre, au sens où nous l'entendons, c'est faire une expérience incarnée et c'est donc forcément duel. L'Unité est. Point. Aucun mot, qui par nature sépare, ne peut la décrire… Même si depuis la nuit des temps des maîtres ont tout de même essayé de transmettre la quintessence de cette vérité.

Ils ont utilisé des métaphores, pris des exemples dans la nature, inventé des mythes, pour que cette vérité profonde pénètre le cœur des hommes englués dans leur expérience matérielle et égotique. Au moins pour qu'ils sachent qu'il y a autre chose et y restent ouverts. À mon tour de tenter de le faire dans ce livre.

Pour cela, vous l'avez compris, j'aime me servir du Taiji, merveilleuse passerelle entre le mental qui veut comprendre (mais qui est coincé dans la dualité) et l'Être qui sait déjà tout cela. C'est là toute la puissance de l'intelligence symbolique. Elle s'adresse à cette partie de nous qui sait, là où l'intelligence analytique ne fait que renforcer les doutes.

Rappelez-vous que dans le TaiJi, le disque noir représente l'Unité, le Tao, l'Absolu, l'Invisible, l'Infini…

L'envolée blanche peinte par-dessus crée la dualité et représente la manifestation, la matérialisation, l'expérimentation. On a vu que le mental permet de nous séparer de l'Unité, créant de fait la dualité. La plus grande séparation qu'il crée est entre « moi » et les autres. C'est ce que nous nommerons l'ego, la persona, le personnage ou la personnalité. Celui (ou celle) que nous nommons par notre prénom, qui s'est incarné dans un genre, avec une histoire, certaines caractéristiques différentes des autres. Tout ça afin de jouer au grand jeu de la dualité et de l'expérimenter le plus possible grâce aux sens, aux émotions et aux pensées.

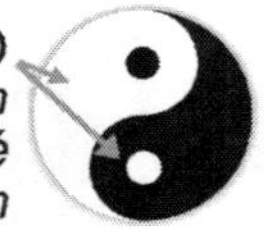

Le yin reste dans la couche en dessous, caché sous la peinture blanche. Bien que le noir recouvre le disque entier, une seule partie de cet Absolu reste visible. C'est précisément le lien qui nous reste avec l'Unité, avec le Tao.

Ainsi là où le yang est la personnalité incarnée et manifestée - l'être existentiel, l'ego - le yin est ce que certains ont appelé : l'Âme, l'Anima ou l'Être essentiel. Tout comme le yin, l'âme est invisible, immatérielle, intemporelle et asexuée. Elle ne réside pas dans la dualité puisque c'est le disque noir du dessous. En cela, l'image la représentant comme passagère de la calèche est pédagogique, mais pas parfaite, car on pourrait l'imaginer enfermée dedans alors qu'en réalité elle n'est pas sur ce plan de la dualité. Elle est bien plus que cela, dans l'infini, dans le vide entre nos cellules, dans la calèche et au-delà. Ainsi l'on pourrait imaginer que dans la calèche ne se trouve pas l'âme, mais une émanation de celle-ci comme un point d'accès vers elle. Ce serait le point noir yin, comme une singularité de notre âme, un accès au non manifesté au-dessous, au coeur du yang manifesté blanc.

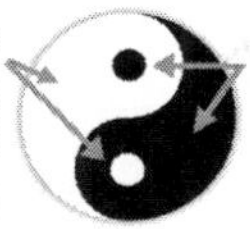

Ceci nous permet d'observer que le mouvement de notre personnage, l'ego, notre vie incarnée, est ascensionnel : s'élever, être pleinement soi-même, pour rayonner et jouer le jeu de la vie de manière visible, dans la matière ! Et en faisant cela, nourrir l'âme !

Pour soutenir ce mouvement, il y a les techniques dites de « développement personnel ». Ce qui, en gros, est l'ensemble des méthodes qui nous permettent d'affirmer notre ego, de l'améliorer, de l'accepter, etc. Et c'est très bien ainsi, contrairement à ce qui est souvent dit par certains, car l'ego, cet être existentiel, manifesté, est précisément ce que l'âme a voulu expérimenter ! Elle s'incarne pour cette raison, pour que nous soyons pleinement nous-même, que nous jouions parfaitement le rôle qu'elle nous a confié et que nous l'expérimentions à fond ! Alors le développement personnel est là précisément pour nous aider à cela. Nous pourrons ensuite mourir et le cycle recommencera.

C'est là qu'il y a souvent une confusion entre l'ego et l'attachement à l'ego. Il n'est pas question de « tuer » l'ego, mais au contraire de trouver comment jouer à ce rôle, le plus possible, mais sans en être esclave, c'est-à-dire en étant détaché de lui. Comme s'il n'était pas important, qu'il n'était qu'un jeu de rôle illusoire. Afin de garder le contact harmonieux avec l'Unité. C'est ce que nous pourrions appeler être « aligné ». C'est-à-dire vivre les deux aspects yin-yang en parfaite symbiose. L'erreur commune dans le développement personnel est de se servir de techniques pour atteindre des objectifs fixés par notre ego et ses désirs mimétiques, sans être en aucun cas en accord avec notre être profond. Et se perdre ainsi dans une route décidée par le cocher et les chevaux, mais bien loin de celle voulue par le passager. En réalité, si nous avons besoin du développement personnel pour nous élever (yang), nous avons besoin parallèlement de ce qu'on appellera le « dépouillement personnel » (yin), pour retrouver le contact avec l'âme, l'Anima, l'être, en étant moins branché sur notre personne. Il s'agit ainsi d'utiliser la Persona (yang) pour exprimer notre Anima (yin).

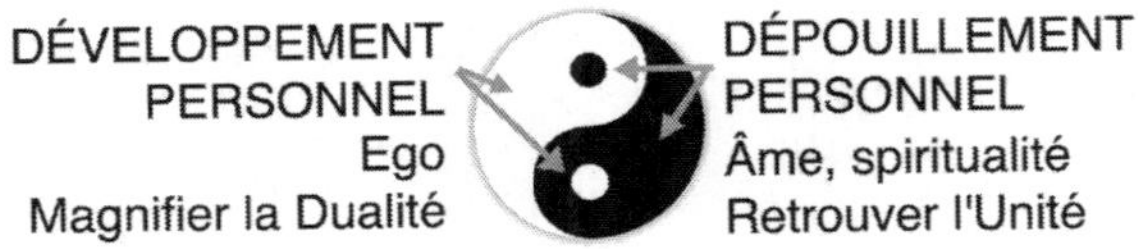

Dans l'Hindouisme, le fait de réaliser la persona, au sens de « prendre conscience » comme au sens de « rendre réel » s'appelle « Réalisation du Soi ». C'est le fait de jouer parfaitement le rôle, le personnage, décidé par l'Être.

Nous en reparlerons, mais voilà symbolisé ici le sens de la vie. C'était là sous nos yeux. Sous la forme d'un petit symbole tout simple : le Taïji. Le Tao, l'Unité, condense le yin pour enfanter le yang et donner naissance à une personnalité qu'elle va incarner dans la dualité. Notre vie n'est qu'une expérimentation de la dualité au service de l'Être Essentiel en nous. C'est précisément ça, le grand Jeu de la vie dont nous parlions dans le chapitre sur les paradigmes.

C'est pour cela que, si notre vie a énormément de valeur, elle n'est pas importante pour autant. Ce n'est qu'un jeu. L'ego la rend importante, car il craint la mort, il craint de disparaitre. Du coup, il rend la dualité importante : le désagréable, l'inconfortable, le douloureux, l'échec prennent toute son attention ! Il fait de même avec les plaisirs, les désirs, la joie, etc. Et ça tombe bien, car pour l'âme, vivre et mourir, ressentir le plaisir et la douleur, le chaud et le froid… c'est parfait ! Tout est parfait, car c'est ce qu'elle est venue faire : expérimenter précisément cette dualité ! Mais rappelons que, du point de vue de l'âme, cette dualité n'existe pas. Elle n'est pas sur cette fréquence. Elle a juste choisi de s'incarner pour faire l'expérience de cette dualité. Elle ne peut pas expérimenter l'Unité, car l'Unité ne s'expérimente pas. Ce n'est pas une expérience. C'est. Point.

Comme l'âme est dans l'Unité, le temps, dualité du passé et du futur, n'existe pas pour elle. Les bouddhistes tibétains ont une belle image pour illustrer ça, ils parlent de la roue de l'incarnation. L'âme est au centre en train de vivre toutes les vies en même temps. À la périphérie, notre vie semble s'écouler et s'enchaîne sur d'autres vies par les processus de réincarnation.

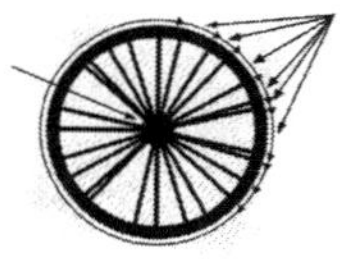
ÂME
Unité
Le temps
n'existe pas
VIES
Incarnations dans
la dualité (avec un
début et une fin)

Comprenons bien aussi que l'âme est le Tao, le « sans nom », l'Un, mais que l'Un n'est pas l'âme. Il est plus que l'âme. C'est bien illustré par cette notion de couches de peinture. L'âme c'est toujours la peinture noire du dessous, donc l'Unité, mais celle-ci est plus que cette âme, que cette émanation perceptible uniquement car le yang ne la recouvre pas. Cette information précise se retrouve dans de nombreuses religions (toutes ? Je ne saurais le dire…) comme à ma connaissance : le christianisme, l'hindouisme, le bouddhisme, et de nombreuses traditions chamaniques. Toujours il est dit (avec des mots différents) que l'âme est Dieu mais que Dieu n'est pas l'âme. Et ce mécanisme est bien décrit ici par ce maître bouddhiste chinois :

> *" Comme, en vous contemplant dans le miroir, la forme et le reflet se regardent, vous n'êtes pas le reflet mais le reflet est vous. "*
> *- Dongshan Liangqie*

Cette information est transmise parfaitement par ce symbole, mais c'est surtout un fait de conscience accessible par la pratique. Par la méditation. Et c'est pourquoi nous la retrouvons dans tant de cultures partout dans le monde. C'est une pratique que je vous inviterai à expérimenter et qui est bien plus facile que ce que nous nous imaginons.

Par cette démonstration, j'espère donc que vous aurez pris la mesure de l'intelligence, de l'information, donc de l'énergie transmise par ce simple dessin. Sa magie ne s'arrête pas là et nous allons encore découvrir bien des choses grâce à lui. Mais en soi tout ceci est déjà une révélation pour beaucoup. Et je le sais pour l'avoir observé dans mes stages, peut-être qu'à ce stade vous ressentez déjà comme une sorte de soulagement. Juste de savoir et comprendre enfin le sens de cette existence !

Ainsi, résumons-le ici.

L'Âme (ou l'Être essentiel) est une émanation de cet Absolu, de l'Unité, de la Source, le Tao. Elle décide de s'incarner pour expérimenter la dualité. Pour jouer au grand jeu de la vie ! Vivre les émotions, ressentir les plaisirs comme la douleur est précisément son but ! Mais comme le temps n'existe pas pour elle (vu qu'elle n'est pas dans la dualité mais dans l'unité), elle s'incarne possiblement dans plusieurs vies en même temps (mais dans des temps chronologiques différents du point de vue de l'existence incarnée) qui toutes sont donc en lien et apportent quelque chose de complémentaire à l'âme.

Tout a de la valeur, mais rien n'est important, car tout ce que tu vis n'est qu'un jeu ! Imprègne-toi vraiment de ce message ! Est-ce que ta vie est lourde, grave, importante, donc stressante ? Ou est-ce que ta vie est un jeu ? Ne mets pas de l'importance là où il n'y en a pas, et profite de ta vie, joue à ce jeu à fond !

Je répète : tout a de la valeur, mais rien n'a d'importance ! S'habituer à vivre avec ce nouvel état d'esprit va tout rendre plus simple et plus agréable dans ta vie. Vraiment. Joue le jeu et comme tous ceux qui ont expérimenté cette loi : ça sera à ton tour de regretter de ne pas l'avoir appliqué avant !

La santé des 4 plans et l'installation de la maladie

" Connaître, ce n'est point démontrer, ni expliquer.
C'est accéder à la vision. "
-Antoine de Saint-Exupéry

Comprendre ! Avoir toujours cherché à comprendre pourquoi j'étais malade, pourquoi il m'arrivait ceci ou cela. Pourquoi telle personne avait dit ceci ou cela. Pourquoi j'atteignais ou non tel ou tel objectif. Toujours chercher à comprendre. Avec mon mental. Et dépenser une énergie folle pour ça. Au détriment de mon corps, de mes ressentis et de mes émotions.

Analyser ! Avoir toujours cherché à maîtriser mes choix, faire les meilleurs, peser le pour et le contre. Être sûr de ne pas me tromper. Toujours chercher à maîtriser, à analyser, à anticiper. Et dépenser une énergie folle pour ça. Au détriment de mes « évidences », de mes intuitions et de mes intimes convictions.

Négliger mon corps, mes ressentis. Négliger la vie en moi. Négliger l'évidence. Mais réfléchir, comprendre, analyser. Penser que je suis intelligent…
Et m'épuiser.

En m'incarnant en « Fabien » j'ai expérimenté de base le fait d'être une personne plutôt analytique, raisonnable et intellectuelle. Très peu présent à mon corps, car très curieux du monde extérieur, je tombais ou me cognais régulièrement. D'où les nombreux accidents qui ont jalonné ma jeunesse. Mais ce mental fort n'était pas qu'une faiblesse, j'avais une logique plutôt bonne, ce qui me rendait capable de m'adapter à ce qu'on demandait de moi à l'école, et à maitriser mon environnement.

Par contre, je passais mon temps à peser le pour et le contre. Je n'étais jamais spontané, jamais naturel, toujours maitrisé. Et bien sûr en « flip » total quand ça avait tendance à aller trop vite pour moi. Je rêvais malgré tout, secrètement, d'aventure et de liberté, ce que j'ai pu expérimenter par la suite avec la musique et les femmes, puis avec les voyages intérieurs comme extérieurs. Les deux premiers domaines furent au début, sans aucun doute, mes voies privilégiées de développement ET de dépouillement personnel. J'avais besoin d'apprendre à réussir, à m'exprimer et être pleinement moi-même et d'apprendre à lâcher prise et à faire confiance à l'autre et à la vie !

Ces deux voies (la musique et la séduction/sexualité) m'ont permis de sortir de ma zone de confort, et d'être confronté de manière intense à la fois à ma santé physique, à ma santé émotionnelle/relationnelle et à ma santé mentale. Je me suis senti terriblement vivant en expérimentant ces voies. Je vivais des émotions fortes en dépassant mes peurs et j'assouvissais mes désirs… J'adorais ma vie ! Et d'ailleurs ça continue ! Mais je n'étais pas en paix pour autant.

Alors j'ai commencé à entendre comme une voix qui criait depuis le fond de la calèche. Au début, je ne l'écoutais pas. Il y avait trop de brouhaha et de choses à vivre et à expérimenter. Je lui accordais rarement de l'attention, car elle avait tendance à réveiller en moi une sorte de mélancolie inconfortable. Puis avec le temps, elle a su capter mon attention et j'ai fini par lui accorder l'écoute qu'elle méritait.

Depuis que je fais ça, ma vie s'est transformée à une allure incroyable. Je me suis intéressé à ma santé physique pour me sentir plus en forme, puis à ma santé relationnelle et émotionnelle pour retrouver de la spontanéité, de la joie, de la confiance en moi, et enfin à ma santé mentale pour cesser les suppositions, le petit vélo dans la tête, apprendre à réussir, à créer ma vie. Et après tout cela, je me suis enfin intéressé à ma santé spirituelle…

Alors maintenant que nous avons posé les bases d'un système vraiment global pour s'auto-guérir et se connaître, il est temps d'explorer ensemble ce qu'est vraiment la santé dans tous ces plans.

Pour les trois plans de la dualité, nous pouvons, forts de notre connaissance des lois de l'auto-guérison, imaginer que la santé est liée à notre degré de vitalité et à notre capacité à nous adapter à notre environnement sur ces trois plans. Il faut que la calèche fonctionne bien et que, peu importe sa qualité de fabrication à la base, on ait pu faire en sorte qu'elle soit souple et résistante pour s'adapter à toutes les perturbations sur le chemin de la vie physique (virus, changements de températures, pollution, etc.). Pour les chevaux et le cocher, nous pouvons imaginer que c'est la même chose. Ils doivent être vigoureux, en forme, pour remplir leur mission et s'adapter le mieux possible pour rendre la route plus confortable : s'adapter aux deuils, aux pertes, aux trahisons, au stress professionnel, aux relations en général et éprouver du plaisir, de la joie, etc.

Il est possible cependant, à un moment donné, que le mode de vie, les soucis, les émotions s'accumulent, et que le seuil adaptatif soit dépassé. Là, les symptômes apparaissent. Le corps déclare une « mal-a-dit », l'émotionnel est à fleur de peau, en tension, ou le mental perd sa concentration et reste sur des idées fixes, l'empêchant par exemple de dormir.

Regardez autour de vous, c'est le principe même de l'existence terrestre. Les trois plans ne sont pas éternels, ils s'usent et finiront par s'épuiser complètement. Parfois même le cocher ou les chevaux avant la calèche.

Pour la voix au fond de la calèche, la passagère, l'âme, c'est différent. Elle n'est pas dans la dualité, elle n'a pas de symptôme et elle ne s'épuise pas. Elle a le temps et ne fait pas fausse route, puisque la dualité du bien et du mal n'existe pas pour elle. Elle est l'Unité.

En revanche, cette dualité existe bel et bien de notre point de vue incarné. Nous ne pouvons ni ne devons nier son impact, car l'âme a un projet pour nous, une route à emprunter. Un désir de vie, un élan profond, un « mandat céleste » qui donne vie aux trois plans qui sont censés se mobiliser pour que l'âme suive concrètement son chemin dans la matière.

La santé spirituelle revient donc à être connecté à ce désir profond et à le suivre en toutes circonstances. C'est écouter la petite voix qui crie au fin fond de la calèche pour lui faire une place d'honneur. C'est seulement ainsi que nous sommes vraiment heureux. Nous sommes connectés à la Source, portés par elle. Et si en plus nous en avons conscience, nous sommes profondément en paix quoiqu'il arrive. Nous savons que nous sommes à la bonne place au bon moment. Même si nous sommes confrontés à la maladie, à des deuils ou à des conditions de vie difficiles comme il y en aura toujours dans une vie, dans le monde de la dualité. Nous savons que c'est notre désir profond qui nous a mené ici. Et que tout se déroule pour une bonne raison.

Un bon thérapeute doit être capable de repérer sur quel plan se situe le déséquilibre, afin d'accompagner le patient sur le bon niveau. Mais pour ça, il doit avoir fait le chemin avant. Pour l'auto-guérison, c'est pareil. Nous devons avoir des outils, afin de déterminer si nos symptômes physiques sont dus par exemple à de mauvaises conditions de vie, à une émotion enfouie, à un mental qui tourne en rond, à un épuisement du fait de notre mission de vie difficile (imaginez par exemple si vous êtes médecin humanitaire en zone de guerre), ou s'ils existent parce que nous passons à côté de notre vie, de notre mandat, en étant par exemple comptable dans un bureau alors que nous avons toujours rêvé d'être musicien.

Si en occident nous avons dissocié le corps de l'esprit, en orient, les voies spirituelles ont toujours insisté sur l'intérêt primordial du corps. Afin de nourrir l'énergie spirituelle, de très nombreux courants préconisent avant tout de prendre soin du corps avec des jeûnes, des purifications ou des pratiques corporelles comme le yoga, le Qi Qong. Comment imaginer pouvoir suivre pleinement son chemin si la calèche est en mauvais état car laissée à l'abandon ?

Avec des roues carrées, les chevaux vont vite s'épuiser et le cocher pester envers et contre tout.

Les drames, le stress professionnel continu, un travail digestif épuisant à cause d'une nourriture inadaptée, la pollution, l'importance que nous accordons au regard des autres, les médias qui nous décrivent un monde menaçant, le manque de contact avec la nature, tout cela use nos capacités adaptatives sur les trois plans. Selon l'intensité, la demande peut devenir trop forte par rapport au stock d'adaptation disponible et les symptômes apparaissent. Tant que le stock est important, nous ne voyons pas que nous puisons dans notre capital. C'est totalement invisible. La plupart du temps, quand nous sommes jeunes, avec un bon stock d'adaptation de base, nous pouvons nous permettre à peu près tous les excès. C'est un peu comme lorsque nous vidons l'eau du bain avec une petite cuillère, au début, nous ne voyons aucune différence. Ce n'est que bien plus tard que nous nous rendrons compte des effets. C'est le principe de la transformation (non visible) versus la métamorphose (manifestation visible) comme nous l'avons vu dans le paradigme « la réparation est spontanée ».

« C'est bizarre j'ai toujours fait comme ça, et maintenant je ne supporte plus ! » me dit cet ami qui buvait tant et qui aujourd'hui ne supporte plus une goutte d'alcool sous peine d'être malade.

« C'est bizarre j'ai toujours fait comme ça, et maintenant je ne supporte plus ! » me dit cet ami qui dormait souvent avec ses lentilles et qui vient d'avoir une infection de l'œil.

« C'est bizarre j'ai toujours fait comme ça, et maintenant je ne le supporte plus ! » me dit cette femme qui acceptait la mauvaise communication avec son mari mais qui aujourd'hui n'en peut plus.

« C'est bizarre j'ai toujours fait comme ça, et maintenant je ne supporte plus ! » me dit cet homme qui s'endormait devant la télévision tous les soirs et qui aujourd'hui n'arrive même plus à dormir.

La notion de stock existe pour tout, sur tous les plans de la dualité, que ce soit le stock de minéraux transmis par notre mère, le stock d'amour, le stock de patience et d'acceptation, le stock de motivation. Nous avons des stocks pour tout dans la vie. Mais à force de puiser dedans sans jamais rien faire pour les remplir à nouveau, nous finissons par devoir faire face à des symptômes désagréables. Et c'est là que nous nous disons: « c'est bizarre, j'ai toujours fait comme ça, et maintenant je ne le supporte plus ! ». Que ce soit un aliment, une personne (et les émotions qui vont avec), ou des informations mentales.

Au début, les symptômes sont légers, mais à force de les ignorer, de ne pas les ressentir ou de nous en accommoder, voire de les supprimer (avec un traitement médicamenteux par exemple), nous finissons par trop tirer sur la corde et toucher le fond. À ce moment-là nous sommes épuisés et souvent, même le repos ne fonctionne plus. Nous sommes tellement épuisés que même dormir est difficile !

Reprenons le Taiji pour bien comprendre comment cela fonctionne. Nous nous adaptons par le yang grâce à l'action, l'utilisation des stocks, tandis que le yin fournit les quantités d'énergie disponible par le repos, l'acceptation, le renouvellement des stocks.

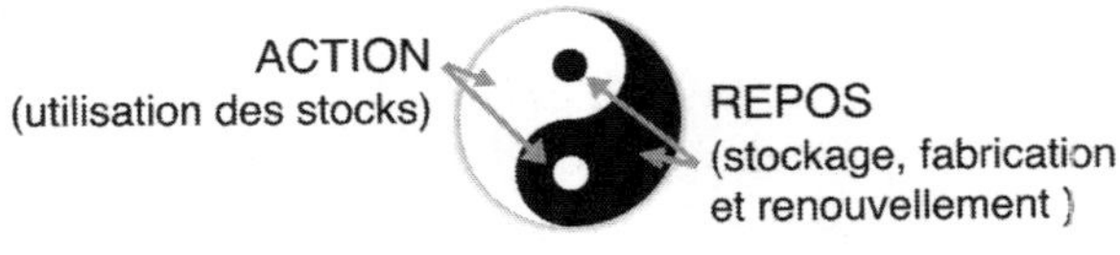

Or soyons honnêtes, la majorité d'entre nous n'a de cesse d'être dans l'activité, à utiliser ses capacités adaptatives. Nous agissons, nous faisons en sorte d'être meilleur, nous travaillons beaucoup pour gagner de l'argent, ou même ne serait-ce que survivre dans cette société si yang. Nous essayons de comprendre le monde pour nous en protéger, ou de comprendre les gens pour nous rassurer. Nous tenons à notre image et dépensons de l'énergie pour la maintenir. Nous avons nos drogues (médicaments, alcool, drogues dures ou légères, travail ou encore télévision) pour éviter de nous remettre trop en question et essayer d'oublier. Nous passons la majorité de notre temps dans le yang (faire, manifester, agir, réussir, penser, chercher à comprendre, à analyser, dans des environnements très actifs et bruyants) et pas assez dans le yin (être, ressentir, se reposer, faire des pauses, dormir, méditer, apprécier le silence, le goût, nos sensations, notre corps, etc.).

Même une journée de repos, censée être yin par rapport à l'action au travail, est plus yang que yin : nous regardons la télé, nous faisons des activités, nous faisons la fête, etc. C'est comme si nous étions sans cesse en train d'appuyer sur l'accélérateur et jamais sur le frein, comme si nous fuyions le yin et donc toute une partie de la dualité. (Rappelez-vous quand je disais que nous fuyons aussi la subjectivité !)

Le yang, c'est l'utilisation des stocks, tandis que le yin c'est la fabrication et le stockage. Quand nous sommes trop yang et donc pas assez yin, ce dernier finit par s'épuiser. La pédale de frein n'est alors plus capable de fonctionner et c'est ici par exemple que nous n'arrivons même plus à dormir.

D'un point de vue médical, ces deux principes yin-yang sont parfaitement illustrés par le système nerveux autonome ou végétatif, qui se compose de deux systèmes nerveux distincts qui régulent différentes fonctions automatiques de l'organisme. Le système nerveux dit « sympathique » est « l'accélérateur », donc yang, qui permet la plupart du temps de se préparer à l'action, de combattre ou de fuir. Le système nerveux dit « parasympathique », c'est la pédale de frein, donc yin, qui est responsable la plupart du temps de la récupération, de la restauration, de l'assimilation, du repos. Notez que je dis « la plupart du temps » ce qui correspond, sans rentrer dans les détails, aux ronds noir et blanc indiquant qu'il y a toujours du yin dans le yang et du yang dans le yin !

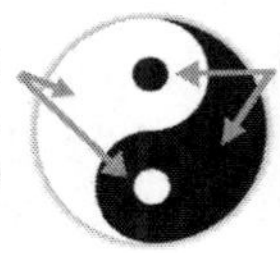

Vous remarquerez encore que je fais le pont ici avec la science, mais qu'en réalité connaitre le Taiji suffit dans une démarche d'auto-guérison et de connaissance de soi. Les Chinois éveillés se servaient de ce principe depuis plus de 3 000 ans et n'ont pas attendu que ce soit prouvé. Ils ont démontré encore une fois que la science va être géniale pour soigner depuis l'extérieur, pour nous aider, et notamment aider les plus faibles, mais que nous avons toutes les cartes en main pour nous auto-guérir. Pas besoin de faire de longues études scientifiques, un simple symbole suffit s'il est compris.

Le déséquilibre yin-yang est parfaitement décrit du point de vue physique et cela fonctionne exactement de la même manière sur les autres plans de la dualité. Notre vitalité repose sur notre capacité à nous adapter sur les trois plans et à suivre notre désir de vie, notre intime conviction, la direction insufflée par l'âme.

Alors, résumons tout ceci.

MÉCANISMES D'ADAPTATION

Plan Physique : nous nous adaptons par l'activation du système nerveux sympathique, par l'adaptation musculaire (fournir un effort, se déplacer, etc.), thermique, immunitaire, digestive (pensez à tous ces aliments que nous ingérons et qui sont pourtant des poisons pour l'organisme), etc.

Plan Émotionnel : c'est l'adaptation émotionnelle et relationnelle aux interactions avec autrui (famille, couple, collègues, etc.), c'est la fuite de nos peurs et la recherche de nos désirs, la gestion de nos frustrations, des conflits, des colères, de nos blessures, etc.

Plan Mental : c'est notre adaptation cognitive, chercher les solutions, comprendre, apprendre, assimiler, interpréter, s'inquiéter, s'adapter au bruit, au trop-plein d'informations, etc.

Plan Spirituel : ici, pas d'adaptation directe (l'âme va très bien dans le plan de l'unité), mais indirecte : c'est donc la répercussion sur les autres plans de notre capacité à obéir à la direction insufflée par l'âme. Si nous suivons le mouvement, la vie en nous, le désir de vie de notre âme, cela nous demande moins d'adaptation physique, émotionnelle ou mentale. En revanche, cela nous demande de gros efforts si nous commençons à lutter contre cette intime conviction, à lutter contre nos tripes, à lutter contre l'évidence et que nous cherchons à nous adapter à un environnement et une vie qui n'est pas celle choisie par notre âme. Tout se complique, comme si la vie se mettait en travers de notre chemin pour nous imposer des changements. Cela nous demande de puiser intensément dans nos capacités d'adaptation, et les trois autres plans du vécu en subissent les conséquences.

Le problème c'est que cette adaptation constante (que l'on peut nommer tout simplement « stress »), en sursollicitant le yang, épuise notre yin. Prenons des exemples sur les trois plans.

Sur le plan physique, parlons à nouveau de l'inflammation. Il est possible que malgré mes efforts pour rétablir l'équilibre l'inflammation perdure. D'un point de vue scientifique, c'est le signe d'un épuisement des glandes surrénales, qui à force d'être sollicitées pour s'adapter, n'arrivent plus à apporter/fabriquer suffisamment de cortisol (l'anti-inflammatoire naturel qui sert de frein). Du coup l'inflammation grandit. Le yang (l'inflammation, la pédale d'accélérateur) a consommé et épuisé le yin (l'anti-inflammatoire, la pédale de frein). Et je rappelle que si les glandes surrénales ne fonctionnent plus c'est que non seulement nous les avons surutilisées et épuisées, mais aussi que nous les avons possiblement habituées à être substituées par des anti-inflammatoires médicamenteux.

Sur le plan émotionnel, prenons un conflit de couple. Il est possible que ça ne soit pas super fluide avec mon/ma partenaire, et que ça me demande des efforts d'adaptation constants. Par exemple, j'essaie d'éviter les conflits, car ils auraient tendance à survenir assez vite. Alors je fais des efforts permanents pour m'adapter, ravaler mon honnêteté, faire semblant, je fais des câlins un peu forcés, car au fond je suis lassé. Parfois mon/ma partenaire est au top alors je me sens mieux (car j'ai moins à m'adapter) et parfois il/elle est très stressé et très désagréable et ça me demande beaucoup d'efforts pour m'adapter, aller dans son sens, supporter sa mauvaise humeur, ses peurs, son stress. Mais à force, un jour, le seuil d'adaptation est dépassé, le stock de patience est épuisé, et j'en ai tellement marre que je finis par exploser et rejeter tout en bloc.

Sur le plan mental, admettons que je sois entrepreneur. J'ai un business à faire tourner et ça fonctionne moyennement, j'essaie de tout gérer moi-même, le site internet, la comptabilité, le marketing, les promotions, le service client, j'essaie d'être créatif, mais j'ai beaucoup de tâches administratives, et des erreurs des impôts à gérer. En plus de ça, je dois préparer les futures vacances. Je rentre vite du travail le soir et je dois m'occuper de mes enfants. Ils sont bruyants et courent partout. Je mets la télévision pour qu'ils arrêtent de se chamailler. Je m'occupe d'eux et les mets au lit. Ah ! et ensuite j'ai enfin le temps de me poser… sur le canapé, alors je regarde la télévision pour essayer de me changer les idées ! Je regarde un peu les informations pour me tenir au courant et je vois un monde menaçant, ensuite je regarde un thriller violent… Et enfin je me couche… et je n'arrive pas à dormir. Impossible ! Insomnie. Est-ce vraiment si étrange ? Mon mental est saturé ! Le moteur mental tourne à fond. Je sursollicite le yang de mon mental. Dormir, c'est l'aspect yin. Mais si j'ai épuisé le yin de mon mental… et bien je n'y arrive même plus.

Le yin yang est parfait pour illustrer les déséquilibres que nous produisons dans notre vie. De plus, si l'utilisation du yang consomme le yin (nos ressources) ce mécanisme est aussi responsable de production de déchets : c'est ce que nous appelons en sciences biologiques le mécanisme « catabolique ». Ces déchets accumulés viennent bloquer le mouvement de la vie. C'est connu sur le plan physique, mais ça existe aussi sur les plans émotionnel et mental !

CATABOLISME DES TROIS PLANS
(lorsque nous nous adaptons)

Plan physique : consommation des réserves (oxygène, minéraux, vitamines, oligo-éléments, etc.) et production de toxines, d'acidité, de déchets métaboliques qui viennent perturber les mouvements naturels du sang, de la lymphe, etc.

Plan émotionnel : consommation des réserves (stocks émotionnels de motivation, de joie, de générosité, etc.) et production de déchets qui viennent perturber la libre expression de nos émotions (blessures et émotions non digérées, ressentiment, regrets, remords, frustration, jalousie, haine, peurs, etc.).

Plan mental : consommation des réserves (capacités de concentration, de mémorisation, d'apprentissage, etc.) et production de déchets qui viennent perturber le libre mouvement de notre énergie mentale (préjugés, indécisions, excès de réflexion sur des idées fixes, croyances limitantes, brouillard mental, mauvaises décisions, etc.).

Alors comment s'installe la « mal-a-dit » ?

Pour résumer, nous avons à ce stade une conscience affinée des premières étapes : il y a une demande adaptative trop forte qui vient épuiser les stocks, ce qui a pour effet de produire des déchets, qui viennent ensuite perturber le mouvement naturel de la vie (et donc du seuil d'adaptabilité).

Le problème, c'est qu'à force d'accumulation de ces déchets, le mouvement n'est pas seulement perturbé, mais bloqué. Ce qui nous amène à une aggravation du processus. Mais que peut faire l'énergie ainsi bloquée ? La vie étant le mouvement, et le mouvement étant la vie, cette énergie n'a pas d'autres choix que de trouver une solution pour se propager ailleurs, ainsi l'énergie bloquée se dirige là où elle peut (en général là où il y a une faiblesse, une prédisposition) et y disperse ses toxines. Si bien que les déchets s'installent dans une zone ou des zones différentes de la zone d'origine.

Ici, si nous sommes de fins observateurs, nous pouvons prendre conscience de signes précurseurs de la « mal-a-dit », avant qu'elle ne soit réellement visible. Mais si nous ne changeons rien, l'évolution va continuer jusqu'à la manifestation concrète et l'apparition de symptômes d'alertes divers.

Et enfin, si nous continuons toujours à ne rien faire pour inverser la situation, et que nous préférons par exemple effacer les symptômes qui nous dérangent, sans mettre fin aux déséquilibres profonds en amont, nous allons vers la complication, c'est-à-dire une évolution vers une pathologie plus lourde, jusqu'à mettre le pronostic vital en danger.

LES 7 ÉTAPES DE LA CRÉATION DE LA « MAL-A-DIT »

1- Demande adaptative trop forte qui vient épuiser les stocks (quels que soient le ou les plans : physique, émotionnel, mental, spirituel)

2- Adaptation, mais production de déchets qui viennent perturber le mouvement naturel de la vie, ce qui, pour finir, bloque notre seuil d'adaptabilité

3- Aggravation et donc blocage de la circulation des énergies

4- Propagation de l'énergie bloquée et dispersion des déchets

5- Localisation : installation dans une ou des zones différentes de la zone d'origine

6- Manifestation concrète avec l'apparition de symptômes d'alertes divers

7- Complication : survenue d'une pathologie plus lourde

Prenons un exemple plus psychique (émotionnel et mental) :

1- Demande adaptative : Marie est élevée par des parents qui la jugent et la compare sans cesse aux autres (parfois en bien parfois en mal, mais installant une pression sur son identité)

2- Adaptation, mais production de déchets : elle s'adapte à son environnement familial en s'habituant à regarder à l'extérieur d'elle-même, à tout baser sur le regard des autres, ce qui lui crée souvent de la jalousie et de la frustration, une perte de contact avec son corps et une fuite de ses responsabilités

3- Aggravation et blocage : elle bloque l'expression spontanée de ses émotions de manière générale afin de les contrôler pour qu'elles ne soient pas jugées, sauf la jalousie et la colère qui sont obligées d'exploser de temps en temps (caprices)

4- Propagation : ce manque de naturel et cette frustration deviennent des habitudes de comportement, se dispersent dans d'autres systèmes et d'autres sphères de sa vie et avec d'autres personnes

5- Localisation : tout cela vient se répercuter sur sa sexualité et dans sa zone génitale qui est plus fragile de naissance chez elle (moins adaptable par prédisposition)

6- Manifestation : elle se met à souffrir de mycoses, de cystites, d'inflammation en tout genre, perd sa libido, et en veut aux hommes qui la jugent tout le temps et qui regardent les autres femmes

7- Complication : comme elle ne fait rien puisqu'elle ne se sent pas responsable, elle essaie de supprimer les symptômes (les mycoses, ou même les relations en ne s'abandonnant jamais à un homme, n'en trouvant jamais à son goût) et la situation se dégrade avec des pathologies plus lourdes, un sentiment profond de solitude et du ressentiment permanent.

> ***" La plupart des personnes sont tellement absorbées dans la contemplation du monde extérieur qu'elles sont totalement inconscientes de ce qui se passe en elles-mêmes. La mort prématurée de millions de personnes est principalement liée à cette cause. "***
> *- Nicolas Tesla*

Dans cet exemple, nous voyons bien que la demande adaptative est extérieure à Marie. En réalité, elle n'y peut rien en tant que personnalité Marie (en tant qu'âme c'est autre chose), mais c'est sa façon de s'y adapter, de bloquer, de propager, d'aggraver ou de fuir la situation qui la rend responsable. Bien sûr, n'étant pas élevée dans cette compréhension, tout ceci échappe complètement à sa conscience et elle se retrouve avec des symptômes qu'elle prend pour… de la malchance ! Jusqu'à ce qu'elle tombe un jour sur ce livre ?

À ce niveau, je souhaite apporter quelques précisions. Cette demande adaptative peut être ponctuelle ou… permanente ! Et cela nous impacte différemment. Comme nous l'avons vu dans le chapitre précédent, normalement notre énergie Yang est là pour nous aider à agir, c'est-à-dire pour nous adapter au stress en utilisant nos stocks grâce à l'action (production d'hormones faites pour cela). Mais si le stress est permanent et que nous ne pouvons rien y faire (parce que nous le croyons en tous cas) alors le yang ne peut être utilisé. Tout s'accumule dans un circuit fermé, et ça part en boucle, sans pouvoir être utilisé de manière adéquate, créant une pression énorme en nous ! Et comme je vous l'ai dit, la vie étant le mouvement et ne pouvant rester figée, ça finit par sortir en crise de panique, en délire, en rejet de tout, en burn-out, en changement de vie soudain. Telle une cocotte-minute, le yang doit s'exprimer d'une manière ou d'une autre et nous plaquons tout ! Passer quelque temps dans une grande ville polluée loin de la nature est un exemple de stress physique ponctuel. Tandis que le fait de vivre dans cette grande ville polluée est un stress physique permanent.

Le stress psychologique auquel nous ne répondons jamais est un stress permanent encore plus insidieux, d'autant que nous le renouvelons nous-même quotidiennement par nos pensées. C'est par exemple une peur projetée sur nos enfants, une culpabilité passée, une peur de l'évolution future de notre métier, une sursollicitation mentale au travail, amplifiée par le fait que nous n'aimons pas ce que nous faisons, etc.

Prenez un stress ponctuel : vous êtes soudainement attaqué par un lion. Quand le yang doit s'exprimer coûte que coûte, évidemment il bloque le reste : ainsi la digestion, la détente, les systèmes anti-inflammatoires du corps, la réparation et l'auto-guérison du corps ne sont plus de mises. Le but c'est l'action, la fuite ou le combat, mais certainement pas la détente ! Le corps pour rétablir l'équilibre, l'homéostasie, doit d'abord exprimer le yang ! Plus rien n'est important sauf l'action ! Mais si c'est ponctuel alors c'est normal, tout va bien. Le problème c'est lorsque ça devient permanent ! Nous allons alors assister à un épuisement chronique, car à force le yang s'épuise puisque tout le yin (stocks) a été utilisé. Et le yang étant responsable du mouvement vers l'extérieur, de la pression dans la cocotte, une des répercussions sera qu'il n'y aura plus assez de pression pour propulser le sang correctement aux extrémités (doigts, pieds, nez, mais aussi cerveau, organes sensoriels) produisant des troubles cognitifs, divers troubles de la mémoire, de la vision, de l'équilibre, des dépressions, de la fatigue et des douleurs musculaires, fibromyalgie, maladie de Raynaud, etc. Et encore une fois, ici, s'intéresser aux symptômes sera purement inefficace à long terme : le but c'est de s'occuper de la pression dans la cocotte ! Pas de la fumée qui sort ! Un médicament ou un complément alimentaire n'y feront rien !

Alors, comment s'y prendre pour rétablir la santé ?

Pratiquez avec moi la méditation
« DIALOGUEZ AVEC
LES 4 PLANS DE VOTRE VÉCU »

Rendez votre lecture plus pertinente et utile, grâce aux vidéos et méditations que j'ai préparées exclusivement pour vous dans la continuité de cette lecture.

Retrouvez-moi à cette adresse :
Jechoisisdeguerir.fr/pratiques

4. Choisir la vie et guérir

Le rétablissement de la santé

" La source de la plupart de nos problèmes réside dans l'écart entre le mode de pensée de l'homme et le mode de fonctionnement de la nature. "
- Grégory Bateson

Avoir eu très tôt des problèmes de dos. Souvent complètement bloqué à ne pas pouvoir bouger. Apprendre par les radios que mes vertèbres sont abimées et que ce sera toujours comme ça. Me sentir fragile donc éviter de porter de lourdes charges. Me reposer régulièrement. Mais remarquer qu'avec le temps il finit par s'affaiblir encore plus. Avoir en fin de compte de plus en plus mal et être de plus en plus faible. Donc, changer de méthode et faire de la musculation malgré les douleurs. Et des assouplissements. Aller mieux. Mais me bloquer souvent le dos quand même.

Petit à petit, remarquer que mes maux de dos surgissent dans des périodes qui se ressemblent. Des périodes dont les évènements extérieurs peuvent paraître différents, mais où, intérieurement, je pense les mêmes choses, ressens le même ras-le-bol, la même incompréhension. Des périodes où j'ai les mêmes émotions.

Me rendre compte petit à petit, grâce à la conscience de plus en plus affinée de mes pensées, émotions et comportements qui en résultent, que muscler mon dos est certes nécessaire, mais pas suffisant...

Alors, opérer des changements intérieurs... Changer mes comportements, désactiver certains réflexes grâce à des exercices de Programmation Neuro-Linguistique, pour changer ma vision des choses.

Avoir de moins en moins mal au dos. Persévérer. Ne plus avoir mal au dos.

Alors même qu'on m'avait dit que ça ne passerait jamais sans opération.

Aujourd'hui, notamment en voyage, on me demande souvent comme je fais pour récupérer si vite. Alors je réponds : « Je ne récupère pas, je n'en ai pas besoin ! ». Un peu d'humour, puisque j'ai quand même besoin de dormir, mais simplement pour signaler le fait que j'ai appris à beaucoup moins perdre d'énergie, voire à en gagner dans la journée. Ainsi quand arrive le soir, je ne m'endors pas épuisé, mais en forme. De même le matin, je suis en général en pleine forme et non épuisé avant de commencer la journée, contrairement à bien des années où plusieurs sonneries étaient nécessaires pour pouvoir me motiver.

En fait, j'ai tout simplement appris à recréer la santé, à remonter mon niveau d'énergie, de vitalité, sur les plans physique, émotionnel et mental. Je me sens également de plus en plus aligné avec mon « mandat céleste ». Je me sens à la bonne place, au bon moment, donc ma vie devient plus fluide, plus facile. Je puise moins dans mes capacités d'adaptation, à forcer pour vivre une vie qui n'est pas la mienne.

De temps en temps, je prends conscience des difficultés que j'ai créées avec mon égo : les choses sont moins fluides, je réfléchis plus, j'ai plus de choses à gérer, ça me fatigue. Dans ces cas-là, je respire un bon coup et je prends un temps de méditation pour observer minutieusement en moi mes motivations (désirs ou peurs) qui ont mené à cette situation. Alors je me calme et je me reconnecte à la Source. J'expire l'importance personnelle que j'y ai mise. J'opère les changements nécessaires et j'observe ensuite que tout redevient plus fluide…

Ainsi, je profite de la vie de plus en plus. Chaque instant devient une source de bonheur, de gratitude, de paix, de joie, de sensations que j'offre à mon âme… Même les douleurs, les émotions souvent décrites comme « négatives » sont devenues des cadeaux. Ce sont des sensations que j'accepte et que je ressens en pleine conscience, pour que ma Persona nourrisse mon Anima. Puisque c'est le but !

Aujourd'hui, une colère, une tristesse, une peur peuvent surgir, mais je ne les fuis pas et elles n'entravent maintenant que très rarement ma paix intérieure, plus profonde, sous-jacente. Je prends le temps de ressentir pleinement ces émotions, je me laisse habiter par elles et j'offre cette sensation à mon âme par ma pleine conscience…

La question qui vient est alors : comment s'y prendre concrètement pour créer cet état de santé ? Comme nous l'avons vu, le but est d'encourager la vie en nous et de réguler cette sursollicitation chronique Yang, responsable de notre perte d'équilibre et de nos maux… Si nous plantons une graine dans une bonne terre et qu'elle est bien nourrie (soleil, eau, etc.), la vie prospère. Par contre, elle devient difficile si nous plantons cette graine dans un pot, à l'ombre, sans nutriment, sans eau. Apparaitront immanquablement les maladies par manque de vitalité. Chaque jardinier le sait : pour sauver une plante en mauvais état, il faut la remettre en terre. La remettre dans des conditions propices à la vie. Choisir la vie. Dans des conditions les plus adaptées possible pour elle. Il en est évidemment de même pour nous. C'est étonnant qu'on ait perdu cette vérité pourtant si évidente dans la nature.

Alors, pour parler de notre santé et décrire les lois naturelles du retour à la santé, reprenons l'exemple de la montgolfière, dont nous pouvions modifier le poids grâce à des sacs de sable, et qui serait, pour les besoins de l'exemple, aussi maintenue au sol par des cordes.

Pour pouvoir s'envoler vers la santé, il nous faudrait :

1- Limiter le poids, donc les sacs de sable. C'est-à-dire limiter la demande d'énergie nécessaire pour soulever l'embarcation. Pour notre santé, cela veut dire limiter la demande adaptative.

2- Détacher évidemment les cordes qui nous maintiennent arrimés au sol. Pour nous, c'est éliminer tous les blocages et déchets dus aux demandes adaptatives passées, et ainsi libérer le mouvement.

3- Avoir du carburant et le renouveler lorsqu'il n'y en a plus. C'est-à-dire remplir la bouteille de gaz : si le carburant est notre vitalité, il faut tout simplement apprendre à l'économiser et savoir refaire le plein lorsque c'est nécessaire !

4- Avoir de la puissance disponible : c'est-à-dire savoir mettre les gaz à fond quand il le faut. Pour notre vitalité, cela suppose qu'il faut s'entrainer, se renforcer. En effet, un muscle entrainé peut soulever une charge plus importante qu'un muscle atrophié à force de ne pas avoir été utilisé.

5- Et enfin, être un pilote conscient, capable de déterminer les priorités. C'est sans doute le point de plus important, car si nous allumons les gaz à fond, mais que les cordes nous retiennent au sol, nous ne nous envolerons pas vers la pleine santé, malgré tous nos efforts.

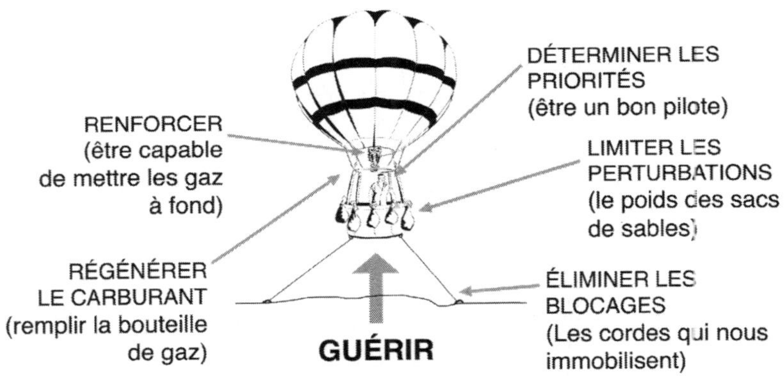

Pour une méthode efficace d'auto-guérison, il y aura toujours ces cinq types d'actions à mener. Quel que soit le sujet, le symptôme ou la demande, il sera toujours question de favoriser ce qui va dans le sens de la vie. Ainsi, naturellement, grâce au pouvoir de l'homéostasie symbolisée par le Taiji, la vitalité retrouvée va recréer la santé et faire disparaître les symptômes qui jusqu'alors cherchaient à compenser ce manque de vitalité.

Reprenons donc précisément ces cinq points afin de les illustrer. Nous ne proposerons pas ici un dictionnaire exhaustif de toutes les méthodes pour guérir, car c'est infini et pourrait faire au moins l'objet d'un second livre. Ce qui est essentiel, c'est de comprendre la logique sous-jacente, le fonctionnement même de la vie pour pouvoir s'approprier cette sagesse au quotidien.

Dans un souci didactique, je présenterai la guérison spirituelle dans le chapitre suivant même si je le répète, tout est relié. Le spirituel agit directement sur les trois autres plans, mais décortiquons déjà ici ces cinq voies de rétablissement de la santé, dans les trois plans de la dualité. Il n'y a pas de plan supérieur aux autres, passons-nous des jugements du mental : tous comptent, tous sont précieux. Pour que l'âme puisse voyager sur le chemin de la vie, la calèche, les chevaux et le cocher sont tous nécessaires. Si nous voulons véritablement recouvrer la santé, il est nécessaire de s'occuper de tous les plans. Car c'est la vie. Point.

Limiter le Yang

> ***“ La voie du guerrier est d’arrêter les troubles avant qu’ils ne commencent. ”***
> *- Morihei Ueshiba*

Limiter le yang signifiait notamment, pour mon dos :
1. Faire attention à ma posture afin de ne pas trop le solliciter au quotidien.
2. Observer que n’étant pas concentré et attentif à ce que je mange, mais mentalement complètement ailleurs, je me nourrissais trop. Ce qui avait pour effet de gonfler mon système digestif et tirer sur mon dos. Donc, apprendre à remettre l’attention sur ce que je suis en train de faire, à savoir… manger.

Limiter la demande adaptative permet de limiter l’énergie nécessaire pour que la montgolfière s’envole vers la santé. Nous réduisons le nombre de plots qui pourraient faire remonter le niveau global de perturbation au-dessus du seuil d’adaptation. Nous rétablissons l’équilibre avec ce que nous sommes réellement, en limitant tant que possible les perturbations alimentaires, environnementales, relationnelles, informationnelles ou spirituelles.

Sur le plan physique, il est intéressant de tout faire pour se rapprocher d’un mode de vie plus naturel, plus proche du vivant. Comme la plante qui pousse mieux en terre qu’en pot, nous vivons mieux entourés de nature à manger des aliments naturels, plutôt que dans des environnements artificiels, coupés des lois de la vie.

De nombreuses guérisons se sont opérées simplement en renouant avec la nature ou en réformant l’alimentation. Que nous soyons gravement malades ou que nous souhaitions simplement plus d'énergie, un des premiers conseils est de se rapprocher le plus possible de la nature. C'est à la fois évident et pour autant rarement pris à sa juste mesure !

L'alimentation doit être la plus vivante possible. C'est-à-dire composée d'aliments naturels, non transformés, cultivés dans des environnements vivants et riches. Mais une alimentation vivante englobe aussi le fait même de cuisiner pour apporter de la vitalité et de la conscience à notre repas.

Limiter le yang signifie prendre des repas dans le calme, la conscience du corps, le charnel, le sensoriel, le plaisir plutôt que dans l'action simultanée et l'attention tournée vers l'extérieur. Nous éviterons donc la télévision et les réseaux sociaux lors de ces moments précieux, pour nous les approprier à nouveau et véritablement nous en nourrir.

Se rapprocher de la nature, c'est se rapprocher de NOTRE nature. Il parait ainsi justifié d'éviter au maximum les aliments d'autres climats, d'autres saisons, transformés, raffinés, « trafiqués », dénaturés, remplis de conservateurs ou même de colorants. À petite dose, dans un système digestif en bonne santé, la capacité d'adaptation compensera. Mais pour un système digestif fatigué, c'est une catastrophe. Les sodas par exemple sont un vrai poison pour l'organisme. Pensez-y à chaque fois que vous en buvez : au lieu de gérer vos « problèmes » de santé (même petits ou à « bas bruit »), votre corps doit utiliser une énergie folle à digérer tous ces produits. C'est du temps et de l'énergie de guérison dont vous vous privez. Ça ne sert à rien d'acheter des médicaments ensuite. En faisant cela, vous êtes juste esclaves de cette société de consommation.

Bref, la demande adaptative, sur le plan physique comme sur les autres plans, est infinie. Nous pourrions parler des pollutions électromagnétiques ou environnementales, de la pollution sonore, de la composition des vêtements, de la manière de vivre ses cycles féminins, du climat… nous n'arrêterions jamais. Sans compter qu'il existe de nombreuses situations sur lesquelles nous ne pouvons pas agir. Choisissons d'adopter petit à petit des réflexes sains pour en demander moins à notre corps. Il nous le rendra ! Il est primordial de bien comprendre que moins vous lui en demandez, plus il peut vous guérir, quels que soient vos symptômes !

D'un point de vue émotionnel, comme du point de vue mental, le constat est le suivant : nous sommes aujourd'hui surstimulés, ce qui demande une immense capacité d'adaptation. Il y a quelques années encore, nous devions subir le regard et les jugements de quelques personnes uniquement, et gérer notre propre stress, sans être quotidiennement avertis de tout le stress de la planète. Et nous ne gérions que quelques tâches reproductibles saison après saison.

Aujourd'hui nous sommes submergés d'émotions, d'informations à gérer et de choses « à faire ». C'est même devenu une drogue pour certains, qui se « shootent » littéralement avec les réseaux sociaux, les informations ou leur travail. Si nous rajoutons à cela les démarches administratives toujours croissantes et la pression professionnelle toujours plus pesante, il est évident que pour nombre de personnes le stock d'adaptation finit par s'écrouler, entraînant burn-out, dépressions, accidents ou maladies de toutes sortes selon la manière et le lieu où les toxines et déchets s'accumulent.

Toute démarche de santé ne visant pas à limiter drastiquement ces demandes n'aura finalement qu'une portée limitée dans le temps. Prenez immédiatement le temps nécessaire pour voir comment vous pouvez aménager votre quotidien pour minimiser la demande, minimiser le yang afin de ne pas épuiser vos stocks. N'attendez pas que les choses empirent pour prendre les bonnes décisions, choisissez la vie, le plus vite possible.

Certes, il faut apprendre aussi à se renforcer, c'est ce que nous verrons un peu plus tard, et donc s'exposer parfois à toutes ces perturbations. Nous le verrons. Mais quand la charge est trop lourde pour un pont, il finit par s'effriter, fendre et s'écrouler. Il en est de même pour notre santé.

Faites le nécessaire pour limiter au maximum les perturbations physiques, émotionnelles et mentales, et la montgolfière sera moins lourde pour s'envoler vers la santé.

Libérer le mouvement

" Si tu vois tout en gris, déplace l'éléphant. "
- Proverbe Indien

Libérer le mouvement, pour mon dos cela signifiait :
1- Éliminer les blocages grâce à des séances d'ostéopathie, de l'acupuncture, des mouvements de Qi Qong, des étirements.
2- Libérer la circulation de l'énergie par des respirations et des visualisations dans mon dos dès que je ressentais des tensions, et ce tous les jours pendant certaines périodes.
3- Par un nettoyage de mes mémoires et blessures émotionnelles du passé, me libérer de ma compulsion à faire plein de choses, et vite, par perfectionnisme et incapacité à me dire non. Et de ce fait, limiter mon temps assis à travailler, ce qui était plutôt mauvais pour mon dos. Mais aussi me libérer de ce sentiment d'être débordé, de ne pas savoir comment faire pour tout gérer et d'en avoir « plein le dos ».

Pour que la montgolfière s'envole vers la santé, il faut alléger le poids, mais aussi détacher les cordes qui la maintiennent au sol pour libérer le mouvement. Il faut donc éliminer ce qui bloque - les déchets dus à l'adaptation passée - et qui enraye la ligne d'adaptation d'aujourd'hui.

Sur le plan physique, favoriser l'élimination et la détoxification aide à se débarrasser des déchets métaboliques dans lesquels baignent nos cellules, y compris celles de notre cerveau. En effet, cette situation a pour effet de bloquer la libre circulation du sang, de la lymphe et donc l'apport en nourriture permettant à nos organes de fonctionner correctement. Un cerveau baignant dans ses toxines créé toutes sortes de maux psychiques, en passant par la dépression ou la violence. Cette libération des blocages peut se faire de multiples manières : l'alimentation, les diètes, la respiration, la visualisation, les étirements, ou certaines stimulations, comme dans le yoga ou le Qi Qong.

Rappelez-vous que la vie c'est le mouvement ! Nous sommes faits pour bouger. Passer sa journée assis, comme nous sommes dressés à le faire dès l'enfance, puise dans nos capacités d'adaptation. Toute position, quelle qu'elle soit, maintenue trop longtemps, sera épuisante pour l'organisme. Il est primordial de réajuster ces déséquilibres quotidiennement. Apprendre à relaxer régulièrement son corps est un formidable moyen de libérer les tensions dont nous n'avons pas conscience, mais qui, cumulées, se transforment en gros blocages.

La pratique quotidienne de la sophrologie m'a par exemple permis de constater que j'avais tendance à tendre un peu les mâchoires. En apprenant à les relâcher, j'ai, entre autres, définitivement fait passer les torticolis dont je souffrais souvent. De petites tensions cumulées entraînaient de gros blocages. Il en est ainsi pour tout le corps… comme pour la vie relationnelle.

Concernant les blocages et déchets émotionnels, imaginez la chose suivante : vous êtes enfant et tous les jours votre mère refuse de vous donner son amour comme vous le souhaiteriez. Vous accumulez de la frustration. Comme elle n'a nulle part où aller, elle s'accumule et finit par se densifier. Elle s'installe donc physiquement quelque part et commence à créer des blocages émotionnels par exemple dans vos relations. Des années plus tard, votre partenaire vous demande plus d'attention ou plus d'amour et vous lui répondez que vous avez un « blocage » et que vous êtes incapable de lui en donner plus. L'énergie de frustration accumulée a fini par bloquer le courant naturel de la vie : l'expression de votre amour.

Il est donc primordial de libérer ces énergies grâce à des méthodes de libération émotionnelle. Le plus gros blocage étant l'identification aux émotions ! Pensez aux bébés : ils pleurent à pleins poumons et l'instant d'après ils rient de tout leur cœur. L'émotion n'a pas duré, elle a été pleinement vécue et n'a fait que passer. L'émotion n'est qu'un mouvement en nous, ne demandant qu'à s'exprimer et être ressentie pleinement. En grandissant, à la différence du bébé, notre mental est devenu de plus en plus présent, voire extrêmement puissant. Il a créé l'ego, qui s'identifie petit à petit à « ce qui lui arrive » et c'est à ce moment-là que la libre expérience de l'émotion commence à se bloquer avec des conséquences sur nos comportements.

Le mental juge l'émotion. Il interprète, cherche à analyser la situation, à comprendre comment ne plus jamais la revivre, si l'émotion était désagréable, ou au contraire comment faire pour la revivre, si elle était agréable. Il va parfois faire semblant de ne pas s'en occuper et se réfugier dans la distraction, alors que ça gronde à l'intérieur. Ou développer quelques techniques de manipulation, même inconscientes. Et si des personnes sont autour, il va les contrôler pour être sûr de l'image qu'il renvoie. Bref, l'émotion est devenue importante. Mais plus vous vous identifiez à une émotion, plus vous la bloquez en vous, plus elle s'accumule. Et c'est un cercle vicieux, car, plus elle s'accumule, plus vous pensez que « vous êtes comme ça » et plus vous vous identifiez à elle. Accepter de vivre les émotions avec conscience permet de se libérer des émotions bloquées du passé et d'éviter d'en bloquer de nouvelles. Si vous êtes vraiment sincère, présent et pur dans votre manière de vivre l'émotion, alors elle ne fera que passer.

Pour libérer toutes les charges émotionnelles bloquées en nous, il faut déjà être capable de les déterminer. Par exemple, quand nous nous remettons dans une situation donnée, toutes les émotions qui rejaillissent sont des émotions bloquées. Prenons l'exemple d'une personne que vous revoyez, ou à qui vous repensez, et qui vous a trahi ou abandonné. Si cela fait automatiquement resurgir vos émotions en repensant à tout le mal qu'elle vous a fait, c'est que l'émotion est bloquée en vous. Et cette émotion agit forcément en vous, au moins de manière inconsciente, même quand vous n'y pensez pas. Elle influence votre façon de vous ouvrir ou de vous protéger face à autrui.

Au lieu d'esquiver, prenez le temps de vous replonger dans la situation, de l'intensifier même, afin de vous aider à vraiment la connecter et à la revivre pleinement, profondément, sincèrement, de façon brute et intense. Ressentez l'espace dans le corps où cela vous a fait mal. Prenez le temps de goûter l'émotion dans l'ici et maintenant et de percevoir son mouvement. C'est lourd ? C'est explosif ? C'est pointu et ciblé ? C'est lancinant et sourd ? Ressentez les peurs et les besoins sous-jacents. Laissez sortir l'émotion, laissez-la s'exprimer, sans jugement et sans interprétation. Y compris les grosses colères. Sans chercher à nommer les choses, piège du mental qui cherche à s'en emparer. Mettez le plus de conscience et de discernement possible, avec le moins de pensées possible. Juste du ressenti.

Et ensuite, à l'aide de votre respiration, avec vos gestes, votre corps, vos cris si besoin : l'expirer, l'expulser. Autant de temps qu'il vous faut pour sentir que ça passe. Car, si vous le faites de façon concentrée et sincère, vous observerez que l'émotion va finir par s'amoindrir. Puis elle sera comme désactivée. Le souvenir sera là, mais plus vraiment l'émotion. Vous serez libéré.

Dans une vraie démarche d'auto-guérison, il sera bon en premier lieu de « récapituler » toutes les émotions accumulées au contact des personnes les plus importantes de notre début d'existence. En général ce sont les parents, et nous avons tous accumulé de la frustration, de la colère, des peurs ou des peines avec nos parents. Même s'ils ont fait de leur mieux, même si nous les avons par ailleurs beaucoup aimés. C'est normal dans l'expérience de la dualité ! Cet exercice peut à lui seul libérer tellement d'énergie que j'ai remarqué qu'il peut parfois guérir à lui seul de longs et difficiles problèmes de santé dont les traitements conventionnels n'avaient pas réussi à venir à bout. Juste en permettant à l'énergie bloquée de circuler à nouveau.

Et puis, comme nous l'avions évoqué plus tôt dans cet ouvrage, toute émotion non vécue consciemment, non ressentie, s'accumule et se représentera jusqu'à ce qu'elle soit vue et entendue. L'âme, la vie, tout s'organise pour la remettre en scène jusqu'à ce que vous la ressentiez enfin pleinement. Les décors, les personnes changent, mais les émotions à vivre restent les mêmes. Vous comprenez maintenant pourquoi l'habitude de se plaindre à ses amis en demandant par exemple « pourquoi est-ce que j'attire toujours le même type d'hommes ? » est complètement improductive. C'est une stratégie du mental pour rendre l'émotion importante, s'identifier pleinement à elle et la reproduire. Car après tout, il la connait, cette émotion, alors ça le rassure. Ainsi se libérer émotionnellement agira directement sur notre futur !

Enfin d'un point de vue mental, il est nécessaire de faire un énorme travail sur nos croyances nommées avec raison « croyances limitantes », car elles limitent la libre expression et circulation de notre vitalité. Elles filtrent la réalité, conditionnant ce que nous sommes capables de voir, d'entendre, de ressentir, d'imaginer, de créer… de vivre.

Comment faire pour savoir si j'ai des croyances profondément ancrées qui me bloquent ? Pour cela, il suffit, pour voir si cela agit sur moi, de prêcher le contraire.

Par exemple, il y a quelques années j'avais remarqué que lorsque je pratiquais la course à pied, si je me répétais intérieurement qu'il était facile et agréable de courir vite, alors effectivement je me sentais poussé des ailes. Aussi longtemps que j'arrivais à rester concentré sur cette pensée, j'augmentais ma vitesse. Par contre, si je manquais de concentration, mes habitudes revenaient au galop et ma vitalité redescendait aussi vite. Cela signifiait donc que j'avais une croyance limitante au fond de moi qui me disait qu'il était difficile et désagréable de courir. J'avais remarqué à cette époque que la seule croyance qui me faisait courir était que c'était bon pour ma santé, mais en aucun cas que c'était agréable ! J'avais donc une motivation limitée et des résultats proportionnels.

Nos croyances sont comme des lignes d'un programme informatique inconscient qui déterminent ce qu'on est (en réalité ce que l'on croit être). Si une affirmation nous fait réagir, c'est qu'elle se heurte à une croyance limitante inconsciente, c'est tout. Observer notre réaction est le meilleur moyen d'en prendre conscience pour pouvoir s'en libérer ensuite.

Par exemple si un compliment sur ma beauté me fait réagir (soit en me donnant des ailes, soit en me faisant penser que la personne ment ou veut me séduire, ou que sais-je) c'est qu'au fond j'ai cette croyance limitante que je ne suis pas assez beau ou belle. Et cela limite l'expression de ce que je suis, d'une manière ou d'une autre. J'ai donc tout intérêt à me libérer de cette croyance et à la remplacer par la croyance dynamisante contraire. Les techniques d'autohypnose sont parfaites pour cela et les maîtriser sera bénéfique pour l'auto-guérison.

Un autre point important pour libérer le mouvement est d'apprendre à visualiser la guérison. De mon côté je préfère dire « sensorialiser » la guérison. C'est-à-dire non seulement la voir, mais aussi l'entendre, la ressentir, la goûter et pourquoi pas en sentir l'odeur. Le mouvement peut être simplement bloqué parce que nous ne savons pas, ou plus, ce que représente le fait d'être guéri. Le mental s'attache toujours à ce qu'il connaît, alors sensorialiser la guérison sera extrêmement bénéfique pour libérer l'énergie et donner les instructions au mental. En lui montrant concrètement ce qu'il va voir, entendre, sentir, ressentir lorsqu'il sera parfaitement guéri, il aura des instructions claires de ce qu'il faut recréer et sera plus à même d'accepter de se jeter dans le grand flot de la vie pour guérir. Pour cela, il suffit de s'imaginer guéri ou en train de guérir, avec le plus d'informations sensorielles possible, le plus de détails possibles, et bien sûr le plus de concentration possible. Imaginez, sensorialisez, ce que vous vivrez 10 ans après avoir guéri, quand vous raconterez ce par quoi vous êtes passé. Puis 2 ans après. Puis 6 mois après. Puis quelques jours après. Puis pendant. Durant toutes les démarches entreprises... Jouez avec votre mental ! Au lieu de lui faire imaginer le pire, faites-le imaginer le meilleur, le plus intensément et précisément possible. Ce que je viens de vous décrire est une puissante technique de libération de vos énergies mentales, et vous n'imaginez pas sa puissance. En fait, c'est très simple : si vous l'essayez en étant peu convaincu et peu concentré, elle sera peu efficace, et si vous la faites en étant extrêmement convaincu et concentré, elle sera extrêmement efficace !

Sinon, voyager, lire, s'ouvrir à d'autres horizons, d'autres pensées sont également une manière constructive de libérer l'énergie mentale. L'ignorance bloque l'énergie tout comme le contrôle. Ce souhait du mental de tout maîtriser pour ne pas être trop confronté à ses peurs est une autre manière de bloquer la vie et la vitalité en soi. Tout comme l'inquiétude pour l'avenir.

Ainsi, toutes les pratiques qui permettent de nous affranchir de ces habitudes mentales sont nécessaires si nous souhaitons retrouver la libre circulation de la vitalité et des forces d'auto-guérison en vous.

En réalité, cette étape de libération des blocages est primordiale, car augmenter le niveau d'énergie ne suffit pas si elle ne peut pas circuler librement. Ce serait comme ouvrir plus grand l'arrivée d'eau… dans des tuyaux bouchés. Il est assez fréquent que des personnes qui s'engagent dans une thérapie ou un travail énergétique se retrouvent avec toutes sortes de « problèmes » parfois handicapants, voire mortels pour cette raison. C'est ce qui m'est arrivé au début de mes découvertes, sans que j'en comprenne ni la raison ni le sens. J'ai mis beaucoup de temps à ressentir que je m'ouvrais à l'énergie, mais que celle-ci ne pouvait pas circuler librement. Il a donc fallu avant tout déboucher les tuyaux, c'est-à-dire me libérer de nombreux blocages physiques, émotionnels, et mentaux, avant de pouvoir augmenter l'énergie.

Régénérer le yin épuisé

" Le tigre aussi a besoin de sommeil. "
- proverbe Chinois

Régénérer le yin pour mon dos signifiait :
1- le reposer souvent
2- plus que le reposer, le ressentir, vertèbre après vertèbre, tout en relaxant tous les muscles autour
3- m'organiser, me discipliner afin de pouvoir créer de vraies pauses dans mon désir d'apprendre et de faire
4- m'accepter et m'aimer tel que je suis, même si je n'ai pas terminé tout ce que je veux faire. Apprendre à ressentir de la satisfaction pour le travail déjà fait et ensuite m'abandonner au repos et au respect de moi, en priorité. Puis apprendre à méditer pour que ce repos soit efficace, et éviter de penser, pendant ce repos, à ce que je dois faire après !

Il n'y a plus de gaz pour chauffer l'air de la montgolfière ? Il faut s'arrêter pour refaire le plein. Le yin s'est épuisé à force de s'adapter ? Il s'agit alors de s'autoriser à se reposer et adopter des pratiques pour restaurer les stocks épuisés et remonter la ligne d'adaptation.

Lorsqu'on arrête l'adaptation (yang), un énorme travail de régénération se fait naturellement (yin). C'est comme une explosion de vie à l'intérieur. Une vitalité se recrée et s'occupe de la réparation, de la régénération des tissus, comme de tous nos stocks physiques, émotionnels ou mentaux (patience, affection, concentration, force mentale, etc.). Dans un monde où nous sommes happés par le yang – l'action, le bruit, le trop-plein d'informations, le regard vers l'extérieur –, il est primordial de revenir au yin ! Il n'y a pas d'expérience de guérison si nous ne laissons pas le temps au corps de se nettoyer, de se réparer, de se régénérer. C'est dans le repos que notre vitalité va se manifester !

Le système nerveux parasympathique (yin) active le mécanisme « anabolique » qui nettoie, élimine les déchets, restaure et reconstruit ce qui a été consommé par le yang. Il en est de même d'un point de vue émotionnel ou mental.

Même si nous avons conscience que le repos est primordial, nous oublions en général de nous reposer d'un point de vue psychique. Nous sommes émotionnellement ou mentalement épuisés, et au lieu de nous reposer, nous lisons, regardons la télévision ou les réseaux sociaux, ou téléphonons aux copines pour papoter. Nous continuons à puiser dans nos ressources émotionnelles et mentales. Là où il nous faudrait un vrai repos, de vraies pauses grâce à la relaxation, le silence, la méditation ou l'isolement.

Parfois, on me dit que la méditation « ce n'est pas pour moi, car je pense encore plus » ! Alors au début, oui, c'est normal, car nous mettons pour la première fois de la conscience sur ce qui n'arrête pas de pédaler dans notre tête. Mais avec des méthodes de méditation par le mouvement, des inductions par les sens, par la respiration, le corps activera sa faculté à nous ramener dans l'instant présent et calmer notre esprit. Si je vous pince maintenant, vous êtes à nouveau immédiatement présent à votre corps n'est-ce pas ? Vous ne pensez donc plus au passé ou au futur. Tout ce qui passe par la conscience du corps calme notre mental en nous ramenant dans l'instant présent. Et nous avons besoin de cela pour régénérer notre esprit.

Notre guérison se construit pendant le repos. Pensez aux enfants qui grandissent en dormant toute la journée. La vie, elle, n'est jamais au repos. Dès que nous nous calmons, elle se déploie encore plus, dans l'ombre. C'est la guérison invisible. Les muscles se construisent pendant le repos et non pendant le sport. Notre motivation, nos désirs, notre persévérance, tous nos stocks (yin) se régénèrent au repos. Vous butez sur un problème pour votre entreprise ? Cessez tout, prenez un bon bain et la solution surgira dans ce moment de régénération. Dormir dans de bonnes conditions est un temps de repos permettant de régénérer les stocks. D'ailleurs ne dit-on pas que « la nuit porte conseil » ?

Le repos, c'est prendre le temps de respirer, au sens propre comme au sens figuré. Le simple fait de prêter attention à la respiration, avec conscience, régénère notre yin. Une respiration plus lente et plus profonde engendre une meilleure oxygénation et tout s'améliore. Tous les systèmes (cardiaque, respiratoire, lymphatique…) se remettent en mouvement, la chaleur du corps s'équilibre, la circulation sanguine s'améliore et le système immunitaire se renforce proportionnellement à la qualité de cette respiration. Il suffit de prêter attention à quatre points :

– être attentif à elle,

– la prolonger, l'approfondir, la laisser descendre dans votre ventre,

– faire des pauses après l'inspire pour laisser le temps à l'oxygène de passer dans le sang à travers les bronches,

– expirer profondément l'air vicié afin de faire de la place à l'air neuf.

Pour décupler son action, vous pouvez laisser venir une émotion positive de bien-être et d'amour pour cet air qui rentre et vous fait du bien. Vous pouvez également vous servir de votre mental pour visualiser que cet air est d'une certaine couleur qui vous détend et vous soigne. Les pratiques internes qui fonctionnent bien sont toujours physiques, émotionnelles et mentales.

Les Occidentaux ont dénaturé beaucoup de pratiques orientales en ne s'intéressant qu'à l'aspect physique, comme on le voit trop souvent dans le yoga par exemple. Pourtant si elles sont uniquement physiques, l'efficacité primordiale de ces pratiques est considérablement réduite. L'intention et l'attention doivent faire un avec la pratique. Cela permet de discipliner l'esprit et de maximiser les effets.

Lorsqu'on me demande combien de fois répéter les pratiques que je propose, je réponds simplement que cela dépend de la qualité d'intention, d'attention, de concentration, d'émotion engagée durant la pratique. Une seule fois dix minutes peut suffire pour bouleverser votre santé, mais avec peu d'entrainement et de concentration, mieux vaut pratiquer tous les jours pendant 30 minutes. Et puis, bien sûr, cela dépend aussi d'où vous partez et quels résultats vous souhaitez obtenir. Heureusement, les progrès se font vite sentir lorsqu'on s'engage avec confiance et détermination.

Intégrer la lenteur et la conscience plusieurs fois par jour sera un vrai moment de régénération dans des journées bien yang. Et vous pouvez le faire sans que personne ne s'en rende compte. Personne ne voit ce que je fais intérieurement pendant que j'attends le train à la gare, que je déjeune ou que je conduis. Pourtant je passe dans le yin pour me régénérer. Même si je suis là, au milieu du yang.

Ne sous-estimez pas le pouvoir du repos. Beaucoup de maladies se règlent d'elles-mêmes avec seulement quelques jours d'arrêt. Mais parfois, quand les excès ont été trop importants, il faudra plusieurs mois… La seule chose qui nous empêche de nous accorder du repos est notre ego illusoire : l'image que nous avons de nous-même, l'image que nous voulons renvoyer aux autres. Ainsi que nos désirs ou nos peurs. Défaites-vous de ces pièges délétères. Et reposez-vous !

Renforcer le Yin par le Yang

" Le combat est gagné ou perdu bien avant de monter sur le ring, le vrai combat est dans la salle de gym ou sur la route quand je vais courir. "
- Muhammad Ali

Renforcer mon dos par le yang signifiait :
1– physiquement : le renforcer avec une sollicitation brève, intense et isolée (musculation)
2– cesser les douches trop chaudes tous les jours sur ma nuque, pensant la détendre, et passer aux douches froides, pour voir avec stupéfaction que mes tensions habituelles disparaissent en quelques jours seulement, et définitivement
3– émotionnellement : accepter cette émotion de me sentir débordé lors de périodes intenses, et même plonger dedans à fond. Mais ne pas les faire durer trop longtemps.
3– mentalement : me fixer des limites pour m'organiser des sessions intenses de travail (par exemple 2 jours à l'écart, sans téléphone, et personne autour de moi), et m'apercevoir que je suis plus efficace ainsi.

Pour faire s'envoler la montgolfière, il faut de la puissance ! En tous cas, suffisamment de puissance pour soulever son poids, même si on l'a déjà allégée. Et pour avoir de la puissance, avec le vivant, il faut l'entrainer. C'est le principe de la musculation, avec des demandes adaptatives brèves, intenses et isolées, donc yang : soulever de lourdes charges, sortir de sa zone de confort physique pendant une heure, etc. Avant le repos régénérateur d'au moins une journée, donc yin.

Tout en nous peut s'améliorer, se renforcer grâce au yang tant que cela reste bref, intense et isolé. C'est un stress qui pousse à se dépasser et qui enseigne quelque chose.

Le stress affaiblit à long terme s'il devient permanent. Faire de la musculation sans pause finit par être épuisant. Le renforcement par le yang signifie sortir de sa zone de confort ponctuellement, de façon juste, de manière suffisamment intense et brève pour ne pas se blesser et ainsi éviter les demandes d'adaptation qui seraient trop fortes. En médecine on appelle cette loi, la loi de l'Hormèse.

Elle fonctionne sur le plan physique : jeûner, s'exposer au froid ou au chaud, musculation, apnée, etc., pour renforcer notre adaptation aux efforts, au climat, à la nourriture… Mais aussi sur le plan émotionnel : affronter nos peurs, oser exprimer nos désirs, apprendre à pleurer dans un cours de théâtre, etc., pour par exemple plonger à fond dans une émotion et devenir capable de jouer avec plutôt qu'en être esclave, sans la limiter avec nos jugements ou ceux des autres. Et bien sûr sur le plan mental : effort de concentration, de mémorisation, de raisonnement, etc., pour entraîner notre esprit à obéir à nos ordres et ne pas subir ses faiblesses.

Le renforcement par le yang est un point trop souvent oublié. Prenez l'exposition au soleil par exemple. On nous recommande sans cesse de nous protéger de lui mais jamais d'apprendre à nous y exposer. Or il est contre-productif de se protéger du soleil sans s'y être exposé quelques instants auparavant pour habituer le corps à se protéger naturellement. Mettre de la crème solaire avant même de s'exposer au soleil, affaiblit l'organisme, car toute fonction non utilisée s'atrophie. L'être humain devient dépendant des protections solaires et de plus en plus sensible au soleil.

Il en va de même avec les lunettes de soleil. Prendre le temps d'être un peu ébloui, permet d'habituer les yeux et d'intégrer en passant les bienfaits du spectre complet de la lumière naturelle.

De même pour le froid. Laisser de temps en temps les enfants se confronter au froid : cela les rendra moins frileux et moins sensibles aux températures fraîches.

Vous n'imaginez pas les dégâts sur la santé occasionnés par les recommandations douteuses et les mamans trop attentionnées. Je connais bien, c'est mon histoire. Une mère trop protectrice et trop soucieuse m'a finalement plutôt affaibli que rendu capable de lutter. Je ne comprenais pas pourquoi, étant plus grand et plus costaud que mon père, j'étais pourtant bien moins résistant et endurant que lui. En fait, il n'avait tout simplement pas grandi dans mon « cocon » (loin de là !) et avait développé une vitalité bien supérieure à la mienne.

J'ai mis du temps à redécouvrir ce principe de renforcement. Et bien qu'un peu feignant, car habitué à mon confort, je me suis entrainé à en sortir pour me renforcer. En faisant cela, j'ai considérablement transformé ma santé et ma vitalité sur tous les plans. C'est en rencontrant des chamans traditionnels et en me confrontant à certains de leurs rites que j'ai pris conscience que cette loi fonctionnait dans tous les domaines. Elle est bien sûr intuitive dans le sport et c'est le fondement de la kinésithérapie d'un point de vue musculaire. Mais nous oublions de l'appliquer dans bien des circonstances, car oui elle fonctionne pour tous les domaines. Sans exception.

Par exemple d'un point de vue émotionnel. Prendre le risque de temps en temps de se mettre dans une situation que nous redoutons, comme oser parler et affirmer son point de vue par exemple, sera un formidable renforcement. Des cours de théâtre peuvent être une vraie médecine. Pour moi, ce fut de faire de la musique et monter sur scène.

Nous pouvons nous renforcer en toute chose. Mais encore une fois, sortir de sa zone de confort ne veut pas dire le faire de façon permanente ou dans des situations trop difficiles. C'est comme la musculation. Il faut doser et alterner avec des phases de récupération et d'intégration. Faites-vous un programme progressif et suivez-le.

Au besoin, faites-vous coacher par des personnes qui ont emprunté ce chemin avant vous.

Déterminer les priorités

" Il n'y a pas de vent favorable pour celui qui ne sait pas où il va. "
- Sénèque

Dans la durée, tout ne s'est pas déroulé aussi clairement qu'exposé précédemment. Ainsi, après quelques années à m'occuper de mon dos, de façon plus ou moins consciente, en pensant parfois que « j'ai tout essayé ! », me rendre compte que j'ai complètement occulté certaines choses.

Avoir des facilités pour faire quelques exercices physiques comme la musculation et la souplesse. J'y voyais un intérêt et je pouvais même continuer à travailler en même temps (écouter des podcasts par exemple) !

Mais ne pas m'être attelé plus que cela à relâcher mon attachement à mon ego plein de volonté de faire et de réussir.

Puis prendre conscience que, si mes tensions avaient duré jusqu'à maintenant, c'était peut-être parce que je n'avais pas fait l'essentiel.

Ainsi m'occuper des questions plus émotionnelles et mentales et finalement observer un changement radical.

Je le disais en introduction de cette partie : déterminer les priorités est primordial !

Faut-il éliminer les déchets et les blocages en priorité, si par exemple les stocks sont encore plutôt bons, ou faut-il restaurer les stocks en priorité ? Est-ce possible de limiter le Yang dans l'immédiat ou faut-il avant tout que je me renforce ? Ce cinquième point du rétablissement de la santé repose sur notre qualité de conscience, c'est-à-dire notre habitude à bien discerner, mettre de la lumière sur ce que nous vivons. Et donc sur notre connaissance de nous-même.

Si nous nous lançons dans une détoxification physique de notre organisme alors que nos fonctions d'élimination sont en berne, nous allons simplement nous intoxiquer davantage. Nous allons libérer des toxines jusqu'à maintenant bien cachées dans nos cellules qui resteront bloquées dans notre sang puisque les émonctoires font mal leur travail. Il est donc évident qu'il faudra bien s'occuper d'eux avant de détoxifier.

Il en est de même d'un point de vue émotionnel ou mental : il y a des priorités. Apprenons à vivre et ressentir nos émotions avant de faire des choix radicaux qui mettent en péril notre vie familiale par exemple. Si nous fuyons une situation pour la reproduire plus tard, tous ces changements nous demanderont énormément d'adaptation… pour rien. Ce sont nos choix qui nous ont menés là où nous sommes, si cela ne nous convient pas apprenons à faire des choix grâce à la connaissance avisée de nous-même. Mais cessons de faire des choix sous le coup de l'émotion ou de l'ignorance, par exemple par colère, frustration ou peur, car ils nous mèneront aux mêmes culs-de-sac : des situations toujours compliquées, des relations toujours conflictuelles, une santé toujours à bout de souffle.

De plus, trop souvent les choix pour guérir sont faits par goût et facilité : on mange déjà bien et on fait des efforts considérables pour pouvoir manger… un petit peu mieux. Simplement parce que ces efforts nous paraissent plus faciles. J'ai vu trop souvent des gens pour qui il était évident que le blocage était émotionnel s'occuper essentiellement… de leur alimentation. Et le comble, c'est que j'ai aussi vu souvent l'exact inverse.

Rappelez-vous : occupez-vous de l'endroit en vous qui n'a pas de vitalité, qui est bloqué, qui est invisible, caché, et non de ce qui en vous est déjà bien vivant. Même si vous pouvez bien sûr faire mieux, car on peut toujours faire mieux ! Faites le minimum d'action pour le maximum de résultats, engagez un travail personnel loin de tout ce que vous avez déjà fait jusqu'à maintenant. Visitez des zones de vous insoupçonnées. Regardez bien en vous ce que vous ne voulez pas faire, pas voir… et faites-le ! Faites-vous aider au besoin. Même s'il est évident que la vie vous aide déjà en créant toutes les conditions nécessaires pour que vous puissiez entendre, voir, vivre et transformer tout ce qui est nécessaire. Ainsi, il suffit souvent de vivre à fond toutes les difficultés auxquelles vous avez à faire face, en pleine conscience et en pleine… confiance. Car rappelez-vous : tout n'est que symptôme finalement. Car l'homéostasie de la vie se charge toujours de créer les conditions nécessaires à votre transformation. Pour cela, faites confiance à vos pires ennemis qui sont parfaits pour révéler vos failles et faiblesses. Ils sont en réalité des bénédictions. Car ils font ressortir vos blessures et mettent en valeur l'attachement à votre ego. Tandis que vos amis ont tendance à vous flatter et renforcer du même coup cet attachement. La connaissance de vous-même et donc la qualité de votre conscience et de votre discernement est primordiale pour guérir.

Maintenant que vous avez les clés physiques, émotionnelles et mentales, et avant de parler durant un chapitre entier de la guérison spirituelle, j'aimerais soulever un point primordial pour votre guérison, car il pourrait risquer de tout vous faire abandonner. Je veux parler des symptômes de guérison.

Les symptômes de guérison

“ Contrairement à la croyance reçue, il y a moins de désordre dans la Nature que dans l’humanité. ”
- Edgar Morin

Aller voir régulièrement un très bon praticien de médecine chinoise et à chaque fois observer que je suis malade la semaine suivante. Comme il ne m’explique pas et que j’ignore les phénomènes de guérison, finir par penser qu’il me détraque plus qu’il me soigne et arrêter de le consulter.

Puis moi-même, en tant que thérapeute, commencer à observer cela : des symptômes surviennent rapidement après les soins que j’avais cru particulièrement efficaces. Être gêné, puis petit à petit commencer à assumer. Observer que si je dis à la personne de ne rien faire et d’accueillir, alors sa guérison s’opère très rapidement.

Petit à petit, observer les mêmes mécanismes pour moi.

À la suite de mes problèmes de colon et à mes compréhensions profondes sur la santé, mettre enfin toutes les énergies de mon côté pour favoriser la vie et donc la guérison. Observer des phénomènes étranges de réapparition de vieilles sensations et douleurs, pour certaines remontant à très loin ! Réapparition de vieux souvenirs, de vieilles émotions bloquées, de douleurs me replongeant instantanément dans des périodes de vie complètement effacées de ma mémoire… (Enfin, c’est ce que je croyais !)

Puis disparition définitive de ces symptômes…

Comme nous l’avons vu, la solution se trouve toujours là où il n’y a pas de vitalité, donc d’énergie, donc de santé. Là où nous ne voyons rien et où nous ne ressentons rien. Là où il n’y a pas de conscience. Nous nous focalisons sur les champignons, mais la solution est dans la fenêtre que l'on n'ouvre jamais pour que l'air circule. La solution se trouve là où il n'y a pas de vitalité (la fenêtre n'est jamais ouverte), mais pas dans les champignons pleins de vitalité (grâce à l'humidité ambiante) pour se reproduire. De même le muscle qui nous fait mal… c'est celui qui fonctionne et qui compense ! Tandis que se cache un muscle anesthésié quelque part ! Et c'est lui qui est bloqué, sans vie.

Il en va ainsi de notre vie relationnelle ! Par exemple, un conflit violent avec notre enfant vient souvent simplement de notre peur de ne pas être aimé, et donc de notre incapacité à poser nos limites. Au lieu de se focaliser sur ce symptôme visible et apprendre des méthodes pour parler à notre enfant, le problème sera résolu tout simplement en s'occupant de cette peur !

Tous les jours en stage j'observe cela ! Travailler sur la cause et non sur le symptôme change tout, bien plus efficacement et rapidement que toute autre action focalisée sur le problème que nous voulons régler ! Parce que si nous ne sommes pas focalisés sur le problème, que nous cherchons la solution « out of the box », et qu'enfin nous procédons aux changements nécessaires tels que décrits dans les chapitres précédents, la vitalité va revenir précisément ici, dans cette zone oubliée ! Et cette fois-ci, comme il y aura enfin assez de vie et donc de forces d'auto-guérison disponibles, le corps (ou la vie relationnelle !) sera finalement capable de guérir ce qu'il faut guérir, mobilisant tout le métabolisme et toutes nos qualités pour cela.

En revanche, dans son retour à l'équilibre, il est fort possible qu'il crée aussi ce que j'appelle des « symptômes de guérison ». Revenons sur les champignons. Que va-t-il se passer lorsque nous ouvrons la fenêtre ? L'humidité ambiante pouvant s'échapper enfin par la fenêtre, elle se fait plus rare, ainsi les champignons manquent de cette humidité, et redoublent de vigueur pour la trouver. Je rappelle que c'est ici qu'il y a de la vitalité à la base ! Et donc nous risquons d'observer une augmentation des champignons… un regain d'énergie avant qu'ils ne meurent totalement, ne pouvant plus se nourrir de cette humidité disparue… Cette augmentation des champignons est un symptôme de guérison. L'empêcher, c'est empêcher la guérison.

Ces symptômes de guérison se manifestent de nombreuses manières différentes :

1/ Soit il y a un retour de symptômes, le mal s'aggrave ou bien une souffrance disparue depuis des années réapparait (comme une véritable crise de guérison, pleine de vitalité !), c'est donc l'exemple des champignons qui redoublent de vitalité avant de disparaître.

2/ Soit cela se déplace de l'intérieur (le yin, non manifesté, en profondeur) à l'extérieur (plus yang, plus manifesté), car il y a enfin la force d'évacuer les toxines profondément enfouies jusqu'alors, créant par exemple des rougeurs, des sueurs, des diarrhées, toutes sortes d'éruptions cutanées, des bouffées de chaleur, des picotements, mais aussi des remontées d'émotions enfouies, une résurgence de souvenirs oubliés et des difficultés de concentration, etc.

3/ Soit les symptômes se déplacent = une douleur au ventre disparait tandis qu'une autre apparait dans les pieds, suivant les trajets des méridiens d'acupuncture, mais c'est une autre histoire que nous ne développerons pas ici.

Alors que faire avec ces symptômes de guérison ? Et bien… rien du tout ! Laissez cela vous traverser, sans rien faire, laissez la vie se manifester, car en réalité ça ne fait que passer ! Allez vous reposer, allez dormir, sans y réfléchir, sans y penser, sans l'analyser, juste dans l'accueil et la conscience que s'opère, sans forcer, une détox physique, émotionnelle et/ou mentale !

Vous l'avez sans doute remarqué déjà. Vous êtes en stress au travail pendant des semaines, puis vous êtes en vacances et là vous tombez malade. C'est en général un symptôme de guérison ! Votre corps relâche, il peut enfin se détendre, se régénérer, il expulse donc le stress accumulé. Cela peut faire des éruptions cutanées, des fièvres, bref, puisque le stress retombe, il a enfin la force de s'occuper de la guérison.

Combien de fois des stagiaires m'ont appelé effrayés le lendemain d'un stage en me racontant qu'ils avaient toutes sortes de symptômes (poussée d'eczéma, vertiges, symptômes apparemment grippaux, etc.), voire que leurs maux empiraient ! Combien de fois je leur ai juste dit : « c'est normal, laisse faire ! Ça sera fini dans quelques jours ». Ne bloquons surtout pas le processus ! Pour dire vrai, j'étais moi-même émerveillé et je le suis encore quand je vois qu'effectivement quelques jours après... tout est rentré dans l'ordre ! Sans rien faire ! Sans aucun traitement autre que la patience et la confiance.

Parfois, le coaching n'a pour seule mission que d'encourager la personne à aller parler avec son père à qui elle reproche tant de choses. C'est une zone de non-vitalité, d'émotions enfouies. Mais le jour où la personne le fait réellement, elle remet de la vie dans son système et il arrive fréquemment qu'ensuite des symptômes de guérisons apparaissent ! La personne est peut-être clouée au lit pendant une semaine et ici ce n'est surtout pas le moment d'effacer tous ces symptômes avec des médicaments ! Si nous laissons faire la santé, la vitalité reprend ses droits, l'auto-guérison se fait, pour un changement profond et permanent ! Les cellules se réinforment et ça nous évitera bien d'autres symptômes plus graves plus tard ! Tout cela finira par passer, simplement parce que la vie est à nouveau présente et peut réparer sans entraves ce qu'il faut réparer ! Alors, comme nous savons maintenant que « la vie est bien faite » et bien laissons faire. Faisons-lui confiance, car nous savons qu'elle sait ce qu'elle fait. Elle agit là où c'est prioritaire (et là où elle peut si ce n'est pas bloqué).

Ce point est primordial, car essayer de corriger les symptômes de guérison, c'est empêcher volontairement la guérison qui est en train de se faire, aller volontairement contre le sens de la vie. C'est une catastrophe du point de vue de notre santé et cela arrive si souvent ! Alors, pour être sûr de ne pas faire de bêtises vérifiez juste si quelques jours avant vous avez remis de l'énergie là où il n'y en avait pas. Si vous avez cessé une demande adaptative trop forte, si vous avez libéré un blocage, régénéré, entraîné, renforcé l'énergie. Si oui, laissez faire votre corps. C'est tout. Ça passera en quelques jours. Et grâce à ça, vous aurez repris confiance en votre corps, en votre santé, en vous. Et puis à vrai dire, rappelez-vous la chose suivante : concentrons-nous exclusivement sur comment apporter plus de santé ! Donc que nos symptômes soient de guérison ou pas cela ne change rien ! Continuons à choisir la vie en limitant le yang, à nous libérer de nos blocages, à nous régénérer par le repos, à nous renforcer par le yang, et à faire tout cela de façon consciente et lucide.

On vient de voir comment faire tout cela d'un point de vue physique, émotionnel et mental, maintenant explorons la manière spirituelle.

Pratiquez avec moi la méditation

« CHOISISSEZ LA VIE ET LIBÉREZ VOTRE CRÉATIVITÉ »

Rendez votre lecture plus pertinente et utile, grâce aux vidéos et méditations que j'ai préparées exclusivement pour vous dans la continuité de cette lecture.

Retrouvez-moi à cette adresse :

Jechoisisdeguerir.fr/pratiques

5. La guérison spirituelle

Le mandat céleste

" Sur la Terre tout a une fonction, chaque maladie une herbe pour la guérir, chaque personne une mission. "
- Proverbe Indien

À 14 ans, me mettre à la guitare et progresser plutôt vite grâce à ma bonne expérience musicale (pratique de plusieurs instruments depuis des années). Adorer ça ! Mais rencontrer un garçon de mon âge bien meilleur que moi. Touché dans mon ego, me dire qu'il vaut mieux que j'arrête d'en faire et me concentrer sur la batterie que je pratique depuis plus longtemps.

À 30 ans, après avoir cessé la guitare et m'être perfectionné en batterie toutes ces années, me retrouver à vivre de la musique grâce… à la guitare ! Avoir en effet créé un duo avec ma future femme, rencontré un succès surprenant et parcouru la France et d'autres pays en tant que guitariste. Un guitariste qui n'avait donc pas progressé durant toutes ces années (mais qui « faisait le job » comme on dit.)

Me retrouver à expérimenter cette vie de guitariste après l'avoir niée 10 ans plus tôt. Me sentir frustré de ne pas être assez bon. Garder en tête que je l'aurais été si je n'avais pas abandonné ma pratique.

Expérimenter des choses que je n'aurais pas pu vivre en tant que batteur, et avoir cette sensation que mon mental et mon ego m'avaient amené à faire un choix « contre-nature », nous pourrions dire « contre-âme », en refusant une partie de mon « mandat céleste » qui était de vivre ces émotions de guitariste.

Sentir que le seul libre arbitre que j'avais alors, était de prendre du plaisir ou non avec ce « mandat » et que, peut-être, j'aurais encore plus apprécié si j'avais été meilleur guitariste.

Finalement, j'ai vécu ce que je devais vivre, mais j'aurais juste apprécié davantage si mon ego ne m'avait pas limité. Si je n'avais pas réfléchi et analysé la situation, si je m'étais laissé porter, si j'avais goûté pleinement l'instant tel qu'il était, au lieu de le juger, de le comparer, de le nier.

Bien des années plus tard, expérimenter cela au quotidien et observer comme la vie est plus facile et plus fun ainsi !

Quand nous commençons à accepter de laisser libre cours à la vie en nous, sans la contrôler avec des peurs ou des désirs de notre ego, la vie se simplifie, devient plus fluide et plus joyeuse… Puis surtout, petit à petit, s'installe en nous une paix profonde, ainsi qu'une confiance à toute épreuve.

Prenons un autre exemple. Il y a quelques années, après notre séparation, nous avons décidé avec mon ex-femme de louer notre maison. Puis quand les locataires ont décidé de partir, la question de vendre s'est posée. Pour mon « personnage », c'était assez difficile à imaginer. Cette maison était sur un terrain familial, je l'avais faite de mes mains avec mon père, elle représentait le foyer que j'avais voulu fonder, elle était magnifique, en bois dans un cadre idyllique. Mes désirs étaient de la garder, mes peurs de la perdre. Cependant, je sentais un appel au fond de moi qui me poussait à lâcher l'ancien pour m'ouvrir au nouveau.

C'était le mois de janvier, il n'arrêtait pas de pleuvoir cette année-là et les extérieurs, déjà peu entretenus, étaient boueux. Mon mental me disait qu'il fallait attendre, pour vendre au printemps, quand il ferait beau et que je n'arriverais pas à vendre cette maison comme ça, entourée de boue. Tout me retenait sauf l'habitude que j'avais maintenant de ressentir au plus profond de moi ce qui était juste.

Donc nous avons décidé de vendre malgré tout. Au bout d'une semaine, un paysagiste est venu visiter la maison. Pour lui, les extérieurs ne représentaient aucun problème, au contraire, il allait pouvoir s'amuser à tout refaire. Il a fait une proposition dans la foulée et la vente s'est conclue au prix que je souhaitais, très facilement et rapidement. Tout a été si facile que, 2 mois plus tard j'ai, le même jour, à la fois divorcé, vendu ma maison, acheté, et emménagé dans mon nouvel appartement après des travaux que j'avais faits, en toute confiance alors que ce n'était pas encore le mien ! J'avais senti que c'était le bon moment et ça s'est révélé juste. Au prix demandé, avec les extérieurs dans cet état, notre vente était peut-être risquée, mais, pile à ce moment-là, un paysagiste et sa femme cherchaient leur maison.

En quoi cela concerne notre santé ? Cela illustre simplement qu'écouter nos peurs, désirs et doutes, complique considérablement notre vie et nous amène à puiser dans nos capacités d'adaptation pour rien. Apprendre à sentir en nous le mouvement juste de la vie et apprendre à lui faire confiance évite un énorme stress, et donc réduit considérablement la demande d'adaptation. En attendant plus longtemps, je suis convaincu que nous ne serions pas arrivés à vendre notre maison si rapidement et pas à ce prix-là.

Des exemples comme ça, aujourd'hui, j'en ai des dizaines et je le constate souvent autour de moi. La vie est plus facile quand nous restons connectés à l'instant et à nos intimes convictions. Ça se complique dès que nous réfléchissons trop ou que nous sommes trop soumis à nos peurs et désirs.

Vivons en conscience nos émotions, nos pensées, sans en être esclave, et trouvons en nous cet appel de la vie, de l'âme, qui nous guide vers notre « mandat céleste ». Puis faisons-lui confiance et vivons pleinement chaque instant comme pour le lui offrir en retour. Avec gratitude. Ce ne sont ainsi plus la calèche, les chevaux, ou le cocher qui décident, mais l'âme, qui profite pleinement du voyage qui était justement son but en s'incarnant !

S'incarner, pour l'âme, signifie : mettre en place les conditions optimales pour la grande pièce de théâtre que sera son incarnation et pouvoir ressentir la dualité. C'est ce qui compte pour elle. Sinon elle ne se serait pas incarnée. Mais comme tout ceci n'est qu'un jeu et une illusion créée par le mental, ce qui l'intéresse ce n'est pas tant ce que la personnalité incarnée va faire concrètement – les actions, les réalisations – mais ce qu'elle va ressentir en le faisant. Et il se trouve que c'est l'objectif de la « Pleine Conscience » : ressentir chaque seconde de cette vie incarnée afin de profiter pleinement du voyage.

Le Karma Yoga enseigne la « non action » : ce qui signifie se détacher du résultat. Être dans l'action à 100 %, sans se soucier du but. Lao Zy de son côté disait : « Le but n'est pas le but, c'est la voie ». Les sages du monde entier ont en réalité toujours insisté sur ce point. L'essentiel c'est de Vivre cette vie ! À fond ! Avec ses sens, profiter pleinement de ce que nous sommes en train de faire, de façon charnelle, sensuelle, à chaque instant et sortir de nos pensées (passé, futur, suppositions). Continuer à pratiquer la guitare, car j'aime ça, sans me soucier du futur...

L'âme donne vie, donc engendre la personnalité, l'ego, le Soi. Celui-ci expérimente à fond la dualité et nourrit ainsi l'âme en retour. Tous deux se nourrissent mutuellement, comme dans le Taiji.

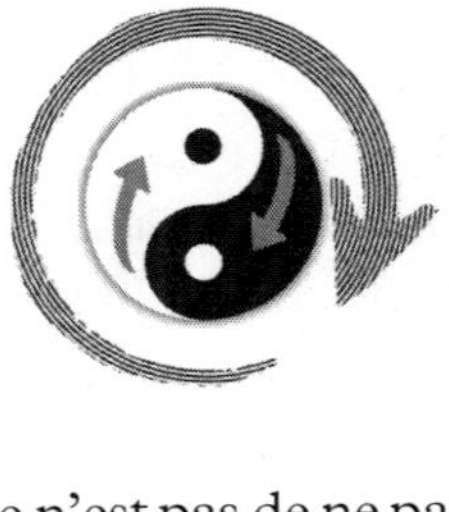

Ce qui compte ce n'est pas de ne pas avoir d'ego, mais bien au contraire d'en avoir un et d'apprendre à le vivre à fond sans en être esclave. C'est tout. Sentir que tout vient de la source et suivre le chemin qu'elle suggère. En ce sens, certains grands maîtres n'ont pas été compris quand ils affichaient une personnalité puissante et assumée, qu'ils étaient riches de biens matériels ou de relations. Par ignorance, certains ont cru et jugé qu'ils n'étaient pas des grands maîtres, car ils avaient un ego. Mais avoir un ego est aussi automatique qu'avoir un corps. Si nous sommes vivants, nous avons un corps physique. Mais nous avons également un corps émotionnel et un corps mental qui nous servent précisément à créer la dualité, à séparer les choses, donc à avoir un ego, une personnalité à expérimenter. Comme déjà dit, mais il est bon de le rappeler, il ne faut pas confondre « ne pas s'attacher à l'ego » et « ne pas avoir d'ego ». Ce qui a été souvent utilisé par certaines sectes pour manipuler et justifier bien des abus. Non, nous nous sommes incarnés en nous-même pour une raison ! C'est précisément pour vivre notre « mandat céleste ».

Me concernant je suis Fabien, et j'adore être Fabien. C'est ce que je suis venu expérimenter. Être Fabien. Pas Kelly, ni Robert, Suky, Christina, Dimitri ou Amar, mais Fabien. Si certains apprécient Fabien pour certaines choses, j'expérimente ce que ça me fait d'être aimé pour ces choses-là. Si pour d'autres raisons certains ne m'apprécient pas, j'expérimente ce que ça fait de ressentir cela. Mais je ne m'emploie qu'à une seule chose : être Fabien et l'être de la manière la plus honnête possible. Je fais le plus possible attention à ne jamais renier Fabien. Ce qui est sans doute l'une des choses les plus difficiles pour les êtres relationnels que nous sommes. C'est souvent là que nous nous perdons. Et « Dieu » sait si je m'y perds souvent encore. Mais mon but est juste d'aimer tellement Fabien que je tends à l'être pleinement à chaque instant.

Parfois, on me dit : « tu as de la chance d'être Fabien », et, en particulier quand je suis en voyage au soleil on peut me dire : « j'adore ta vie, j'aimerais la même ! ». À chaque fois j'ai envie de répondre : « oui, j'ai de la chance d'être Fabien. Mais figure-toi que c'est depuis que je crois sincèrement que j'ai de la chance d'être Fabien que ma vie s'est transformée et que j'ai cette vie qui peut paraître parfois alléchante, car faite d'aventures et d'activités qui me passionnent ». Avant, lorsque j'enviais la vie des autres, que je ne pensais pas avoir cette chance et bien ma vie était beaucoup moins sexy ! Plus nous aimons être qui nous sommes, plus nous vibrons cela, plus la vie nous le rend. Mais plus nous souhaitons une vie différente de « ce que nous sommes » profondément, moins nous y arrivons. Ou alors au prix de sacrifices énormes, y compris sur le plan de notre santé physique, émotionnelle ou mentale. C'est aussi simple que cela.

Une des pratiques les plus puissante que j'enseigne est toute simple : prendre un temps pour être content, heureux d'être soi-même. C'est tout. Mais le plus concentré possible afin d'en accroître la qualité énergétique et en veillant toujours à ce que ce soit, non pas de l'attachement à l'ego, mais de la joie de jouer à ce personnage qui n'est pas vraiment moi. L'ego s'il est important est un piège. L'ego s'il n'est qu'un jeu auquel nous jouons est une libération puissante.

La persona n'est donc pas neutre à la naissance, car elle vient avec un programme d'expériences à ressentir. Un « Mandat céleste ». L'anima a précieusement choisi une calèche, des chevaux et un cocher taillés sur mesure pour ce qu'elle veut ressentir. Mais elle a aussi choisi l'environnement dans lequel il sera le plus aisé de ressentir tout cela, choisissant ainsi ses parents, son époque, son pays… La difficulté pour ressentir la dualité c'est le mental, notre outil chargé de nous connecter à cette fréquence, mais qui nous fait précisément oublier l'Unité, en créant de la séparation en toutes choses. Il croit qu'il est « quelqu'un », et qu'il est à tel point « séparé » qu'il cherche à faire les choses par lui-même, même à ne pas ressentir ce qu'il y a à ressentir et donc à ne pas suivre le Mandat.

En faisant cela, il ne nourrit plus l'âme. Ce qui en soi n'est pas très grave, car pour elle le temps n'existe pas et elle vit plusieurs autres vies en même temps. N'étant pas dans la dualité, elle accepte tout sans jugement. Mais du point de vue de notre personne, qui est limitée dans le temps et l'espace, c'est plus délicat, car cela crée de la souffrance, à cause d'une tension permanente à vouloir tout contrôler et à ne pas ressentir la vie telle qu'elle est et en pleine conscience. En conséquence, des symptômes apparaissent dans notre corps, comme dans nos émotions, nos pensées et donc dans notre vie. Oui, cette vie autour de nous aussi, celle dont nous avons trop tendance à croire qu'elle dépend des autres et non de nous, pensant trop souvent que c'est « la faute des autres »...

Tout ce que nous vivons sans conscience est amené à se reproduire, dans cette vie ou une autre, et à tourner sans fin avec de plus en plus d'émotions débordantes. Le décor de la pièce de théâtre dans laquelle nous vivons peut changer, mais pas les émotions à vivre. Tout est fait pour nous révéler à ces émotions inconscientes. Jusqu'à ce qu'enfin nous nous autorisions à les vivre pleinement, en conscience...

L'âme a donc un objectif : vivre la personnalité incarnée le plus intensément possible. Si grâce à mon ego, je décide que mon objectif est de vivre intensément pour l'âme – mes intimes convictions, ce qui m'anime profondément, ce qui me guide dans mon cœur – alors la boucle est bouclée. La vie est harmonieuse, en paix, et l'unité est recrée avec pour effet la paix intérieure. Pas forcément la paix extérieure, qui n'est peut-être pas le souhait de l'âme, mais la paix intérieure profonde et permanente. La sensation d'être à la juste place, d'être la bonne personne, là, ici et maintenant, bien dans ses baskets. C'est ce que j'appelle l'alignement sacré, entre Terre et Ciel, entre yin et yang, entre anima et persona, entre l'âme et le soi, d'autres disent entre Dieu et le Soi.

Il s'agit ainsi d'embrasser la dualité, et de plonger à fond dedans. D'accepter de la vivre intensément, pour laisser la vie circuler en nous. D'éviter la tiédeur. D'éviter de s'empêcher de vivre (comme un cocher qui voudrait tout contrôler, y compris en se permettant de changer la destination souhaitée par le passager). Mais en ayant toujours en arrière-plan la conscience que tout cela n'est qu'un jeu de rôle. Que ce n'est pas important. Que seule compte la pleine conscience de ce que je suis en train de vivre. Que rien n'est pressé pour l'âme. Ainsi, oui, c'est toute ma souffrance dans cette vie qui peut disparaître rapidement si j'accepte les règles du jeu ! À moi de choisir…

Avant de finir ce chapitre, revenons un instant sur la notion de responsabilité évoquée dans le chapitre 2. Je vous avais démontré à quel point il est nécessaire, dans une démarche d'auto-guérison, de se penser responsable à 100% de notre santé. Ceci pour récupérer notre pouvoir personnel et débloquer nos forces de vie. Mais certains ont dû se demander ce qu'il en était pour un enfant : est-il ou peut-il être vraiment responsable ? Du point de sa persona, bien sûr que non, mais du point de vue de l'anima oui, car c'est elle qui a choisi d'expérimenter et de se goûter au travers d'une vie incarnée. Et son souhait, c'est que l'ego s'en serve pour grandir et se magnifier.

En ce qui me concerne par exemple, ce n'est pas « ma personnalité Fabien » qui a choisi ma vie, mais bien mon âme. Et elle a mis en place la parfaite scène de théâtre pour expérimenter ce qu'elle souhaitait expérimenter. Ainsi j'ai souvent été malade ou blessé plus jeune et je me suis intéressé à l'auto-guérison. Je n'aurais jamais développé une sensibilité particulière à cette question sans cela. Je ne serais pas le Fabien que je suis aujourd'hui. Je n'écrirais pas ce livre. Je n'aurais pas expérimenté les émotions que ça me procure d'aider les gens, de contribuer à leur santé et à leur bonheur. Et si tel est le projet de mon âme alors elle a bien fait de me faire vivre tout cela, non ? Comment aurais-je pu parler de quelque chose que je ne connais pas ? Si j'écris un livre sur le sujet, c'est parce que j'ai vécu et expérimenté à fond le fait d'avoir une santé fragile. J'ai expérimenté le fait d'aller à l'encontre des lois du vivant.

Cette philosophie permet d'accepter ce que nous ne pouvons pas changer (les choix de l'âme, yin) et de se sentir responsable de tout le reste, dès que nous sommes en âge d'avoir une « réponse-habilité » ! Responsable de tout ce que la persona peut changer. C'est à mon sens le meilleur moyen de récupérer totalement son pouvoir personnel et de libérer ses forces d'auto-guérison.

Et la religion là-dedans ? Si vous avez suivi, vous comprenez que la spiritualité est le lien à l'Unité. C'est le sens exprimé par la grande majorité des prophètes de toutes les grandes religions. Mais s'ils ont réussi à créer des communautés d'adeptes très pieux s'entrainant à accéder à cet état d'absolu, les religions ont fini par devenir des institutions prônant la dualité.

La séparation entre les hommes et les femmes, entre le bien et le mal, entre les croyants et les autres, entre ce qui est sacré et ce qui ne l'est pas, entre l'enfer et le paradis, entre le sexe et le reste du corps, et même entre Dieu et les hommes ! Le mental en réalité a tout fait pour se détourner de ce que lui promettait sa mort !

L'Unité, c'est la disparition du mental donc il n'aime pas ça. De manière insidieuse, il édicte donc des règles de morale, des règles alimentaires, des règles pour avoir la légitimité de parler au nom de Dieu. Il s'accroche à des personnages réels ou mythiques et développe son ego de chrétien, de juif, de musulman, d'hindou, etc. Il crée de la séparation partout où il peut et le comble c'est qu'il appelle ça : la religion (du verbe « relier » !). Bien sûr, dans toutes les traditions il y a eu des gens pour rappeler nos égarements égotiques, pour nous montrer que nous étions très éloignés du sens primordial, recréant des courants de pensée plus proches de la spiritualité, mais souvent peu suivis par les masses. Elles-mêmes contrôlées par les institutions politiques qu'étaient devenues les religions. Et donc faisant la chasse à toute philosophie remettant en cause leur ego « spirituel ».

Comprenons bien une chose, même si je me répète : le monde est créé par le mental ! Par le verbe, par la séparation. Dans le champ quantique des possibilités infinies, le mental extrait des informations pour fabriquer un monde en 4 dimensions, 3 dualités pour créer l'espace et une pour créer le temps. Avec ces pensées continuelles de séparation, il est normal que les pires atrocités soient de ce monde ! Nous sommes des âmes incarnées dans ce monde de la séparation afin d'expérimenter le pouvoir de la pensée créatrice (par le verbe) et aspirant à retourner à la Source, à l'Unité. Notre mental

EST la séparation. Toute pensée nous sépare et crée de la division dans le monde, et donc des ego, et donc des souffrances. C'est ainsi.

Même moi, en utilisant des mots pour apporter du discernement sur ces notions d'ego et d'âme, je crée sans doute une séparation dans votre esprit alors qu'il n'y en a pas ! Car yin-yang ne font qu'Un dans le cercle.

La Spiritualité, c'est faire « repentance » (dans son véritable sens primordial), c'est-à-dire accepter que j'aie fait fausse route, piégé par mon mental depuis tant d'années et m'engager dans le chemin de l'Unité. C'est-à-dire, par la pleine conscience, abandonner toutes pensées de séparation, une par une.

Alors qu'est-ce que la Foi ? Ce n'est pas une affaire de mental donc pas non plus une affaire de croyances ! C'est juste la confiance absolue et ressentie (et non juste pensée) que « la vie est bien faite » et que tout a un sens du point de vue de l'âme (et donc de la Source, du Tao). Même si mon mental étriqué ne comprend pas. C'est tout. C'est à la fois si simple... et si compliqué pour les ego. Trop souvent, la religion est devenue une position purement intellectuelle, comme celle de l'aveugle expliquant ce que sont les couleurs. Il peut en parler, il peut s'être extrêmement renseigné sur le sujet, mais ça ne remplacera jamais l'expérience. En réalité, ce n'est pas vraiment un aveugle, mais juste quelqu'un qui n'a encore jamais ouvert les yeux. Comme s'il se rendait aveugle lui-même, rempli de croyances sur ce qu'est cette expérience. Et il ne la reconnaîtra pas si elle se présente un jour à lui.

Là où la religion a (en général) séparé, la spiritualité unit. La religion nous a fait croire que le sexe est mal, nous avons dû réprimer nos désirs, réprimer notre corps, réprimer notre nature. Elle nous a menacés avec l'enfer et promis le paradis. La religion nous a coupés de notre corps et par la même occasion, coupés du monde. À l'inverse, la spiritualité c'est retrouver l'Unité. C'est prendre conscience que nous ne sommes coupés ni de notre corps, ni de la nature, ni des autres, ni de l'Univers. Que tout ne fait qu'un. Que se couper de la nature, de notre mère Terre ou des autres… c'est se couper de soi.

Alors, pourquoi être en bonne santé ? Parce que cela signifie que la calèche, les chevaux et le cocher se sont mis au service de l'âme, afin qu'elle vive son « mandat céleste ». Plus le cocher (l'esprit conscient qui lit ces lignes) sera attentionné avec la calèche et les chevaux, plus ils auront de la vitalité pour vivre et expérimenter au maximum ce grand jeu de la vie. Plus nous sommes en bonne santé plus notre personnage nourrit l'âme en retour. C'est aussi simple que ça. Être en bonne santé, c'est juste accepter et respecter les règles du vivant. Mais ce n'est pas un concours avec les autres, puisque l'âme a décidé elle-même de la difficulté que nous allions avoir à surmonter pour suivre ces règles. Elle nous a peut-être doté d'une santé fragile afin de ressentir ce que ça fait et de nous encourager à trouver les règles. Ou alors elle nous a doté d'une très bonne santé pour que nous expérimentions des émotions particulières sans nous intéresser aux règles. Ou d'une bonne santé mais dans un environnement très difficile, etc. Peu importe, toutes les situations sont différentes.

Mais retenons juste que la santé, c'est la vitalité, c'est la vie, et l'auto-guérison est donc une voie spirituelle par excellence.

Est-ce que ma personnalité est alignée avec la vie et les directions insufflées par mon âme ? Ou est-ce qu'au contraire mon ego dessert ou ralentit complètement les projets de mon âme ? Suis-je comme ligoté par les peurs, les désirs, ou les excès de réflexions ? Ou suis-je spontané et plein de vie, de vitalité pour servir mes intimes convictions, pour suivre les mouvements de la vie en moi insufflés par l'âme ?

Après cette introduction pour bien intégrer ce qu'est la santé spirituelle, dans les chapitres suivants nous allons reprendre exactement le modèle du rétablissement de la santé, tel que décrit plus haut, afin de l'appliquer à la guérison spirituelle et nous donner un plan à suivre pour cette métamorphose.

Limiter le yang

“Je marche pour savoir où je vais. ”
-Johann Wolfgang von Goethe

Me sentir mélancolique.
N’avoir aucune raison de ne pas aller bien. Être dans une famille qui m’aime et m’apporte à peu près tout ce dont je crois avoir besoin. Vivre dans un pays en paix. Être en relative bonne santé par rapport à d’autres. Réussir globalement ce que j’entreprends. Avoir même la chance d’avoir un peu de succès auprès de certaines femmes.

Mais me sentir mélancolique quand même.
Mettre en lumière que j’ai grandi, que je vais mieux, que je fais plein de choses que j’aime, dans l’expression de mes désirs : groupes de musique, clips, concerts à l’étranger, construction de ma maison et d’un studio d’enregistrement dedans… mais que je suis mélancolique quand même.

Être volontaire, positif, développer ma joie… Et prendre conscience petit à petit que je m’éclate avec la persona Fabien, mais sans écouter la petite voix sage au fond de la calèche. Comprendre que je passe à côté d’une part de ce que je suis profondément.

Alors apprendre petit à petit à limiter l’expression de mes nouveaux désirs et projets afin de me concentrer sur ce que je suis vraiment.

Quand nous ne sommes pas connectés à notre âme, il y a fatalement des répercussions dans notre vie. La première étant ce que nous pouvons appeler la « mélancolie de l’âme », une sorte de tristesse, de solitude, un murmure de l’âme qui nous dit « Eh oh ! Tu es perdu dans ton ego et tu ne m’écoutes pas ! ».

C'est particulièrement facile à ressentir quand tout semble bien aller dans notre vie, mais que nous ne nous sentons pas vraiment à notre place pour autant.

De nombreuses personnes ressentent cela quand elles ont réalisé leurs faux rêves mimétiques : pour faire comme papa ou être bien vus, aimés, sécurisés dans la société. Apparemment, tout va bien, mais elles se sentent vides à l'intérieur malgré tout. Alors elles recherchent les compensations à l'extérieur, mais comme elles ne trouvent pas, elles commencent à se demander quel est le sens de tout cela, de leurs rêves et au-delà, de leur vie. C'est à ce moment-là qu'elles ont envie de tout plaquer pour vivre une vie plus proche de leurs vrais rêves d'enfant.

Si elles luttent avec leur mental pour que tout cela ne remonte pas à la conscience, elles vivent une tension psychique extrême. C'est le cocher qui n'écoute pas et fait tout pour maintenir le cap qu'il s'est fixé tout seul. La vie parait alors incompréhensible, désordonnée et chaotique, avec une perte totale de sens et de foi en elle. Le cocher donne des ordres incohérents et contradictoires, tandis que le cheval blanc des désirs tire de son côté, le cheval noir des peurs de l'autre, et la calèche finit tôt ou tard par se fissurer.

Les symptômes qui surgissent alors ne doivent évidemment pas être traités comme de simples symptômes physiques. Ils ne sont pas dus à une route difficile, mais bien au fait que la persona fait complètement fausse route.

Bouddha parle de la « soif de vivre » de l'ego comme étant la racine de la souffrance. Celle qui nous fait nous sentir perpétuellement insatisfaits, remplis d'attentes, donc de frustrations, de passions et d'émotions dévorantes et usantes.

Tant que nous avons l'impression de lutter, tant que nous nous savons vulnérables face à nos passions, désirs, attachements, confusions et peurs, c'est que nous avons besoin de limiter le yang. C'est-à-dire limiter les efforts que nous faisons pour ne pas être totalement nous-même mais pour satisfaire à une image illusoire de nous-même.

Sur ce chemin de la guérison, une intention ferme et un esprit attentif nous rendrons capables de nous engager pleinement dans la limitation de nos attachements, de nos dépendances à l'autre et à l'extérieur. Capables de reprendre le pouvoir, de ne plus donner de coups d'épée dans l'eau, de ne plus s'identifier à ces dualités illusoires du bien et du mal, du « j'aime » et du « je n'aime pas », du bonheur et du malheur, de toi ou de moi.

C'est ici, dans cette voie de la limitation de la demande adaptative qu'il nous revient de prendre les grandes décisions de notre vie.

Dans un premier temps, cela va évidemment nous demander de l'adaptation physique, émotionnelle et mentale, pour affronter les changements, mais ceci pour éviter de mourir à petit feu de l'intérieur en bâillonnant la voix douce du fond de la calèche. Ces décisions sont difficiles à prendre. Mais finalement nous nous rendons compte à quel point nous avons bien fait, car tout a été bien plus fluide. Nous ne regrettons jamais ces décisions-là. Celles que nous regrettons sont celles que nous avons prises guidés par la peur ou des désirs égotiques et mimétiques, de satisfaire à telle ou telle attente extérieure. Jamais celles prises en « notre âme et conscience ».

Alors, à chaque instant, je dois vérifier en moi si j'ai des décisions à prendre pour limiter la demande d'adaptation de mon être.

L'âme n'est pas à guérir, mais le lien avec elle est à renouer ou à renforcer ! Afin de se remettre à suivre le mouvement de vie qu'elle nous insuffle. Et en vérité c'est très simple, tout est déjà là, je n'ai qu'à écouter mon ressenti profond, mon intime conviction, mon intuition. Juste suivre le sens de la vie.

Personnellement, je le ressens comme un rayon de vie qui arrive entre mes omoplates et qui se diffuse devant par mon cœur. Si je suis attentif, n'accordant aucune importance à mon bavardage mental placé plus haut dans le cerveau, simplement présent au silence de ma poitrine, alors je ressens ce mouvement en moi comme une évidence.

Au début, le plus difficile est de faire confiance à ce ressenti. Le mental revient toujours à la charge avec ses doutes. Il faut alors faire un choix radical et décider de ne plus du tout écouter ses pensées. Les entendre, certes, mais ne pas les écouter, ne pas les suivre comme un esclave ! « Mental = menteur ». Il ne fait que des suppositions sur la vie, il croit maîtriser, mais il ne maîtrise rien. Il cherche à comprendre les situations ou les gens, mais il ne fait que les juger, tout cela pour se réconforter, se rassurer. Le mental aura toujours des pensées, c'est comme ça, mais une chose est sûre, elles sont limitées : elles viennent de nos connaissances limitées, de notre jugement limité, d'une expérience limitée. Le mental n'est donc pas digne de confiance. Il ne doit donc pas être notre maître, mais notre serviteur. Seulement nous servir pour visualiser, programmer ou apprendre, mais il ne doit pas décider.

Il est là pour nous aider à construire une maison : faire les plans, les devis, mais ce n'est pas lui qui décide si je dois faire la maison ou non. L'inverse sous-entendrait que je décide en fonction de mes peurs, de mes désirs, ou de mes connaissances limitées donc autant dire de mon ignorance. Et ma vie ne sera pas fluide et simple, mais comme bloquée. Avec ce sentiment de lutter contre les gens, contre la vie, contre la société, contre l'administration, contre la malchance, contre la maladie. Une majorité de gens fonctionne ainsi sans s'en rendre compte.

“ Il n’y a aucune sécurité à faire quelque chose
pour gagner sa vie quand vous êtes en train de
mourir à l’intérieur pendant que vous le faites.
C’est prendre soin du corps aux dépens de l’âme.
Et une âme qui se flétrit ne peut que
produire un corps qui se flétrit. ”
- Neale Donald Walsh

Jusqu’à maintenant nous avons parlé de recréer le lien avec notre âme en l’écoutant, mais il faut également savoir la nourrir. Rappelez-vous, elle souhaite expérimenter la vie. Elle a choisi un « mandat céleste » et l’essentiel pour elle est de ressentir et de se nourrir de tout cela. Or elle le fait précisément grâce à l’incarnation, grâce à la séparation, grâce à la dualité.

Ainsi elle nous invite à une expérimentation sensuelle, charnelle, consciente du vécu. Et non à faire mille choses en même temps, en pensant à autre chose que ce qu’elle est en train de vivre, et donc sans rien ressentir de l’instant.

Elle veut ressentir l’eau sur nos mains quand nous faisons la vaisselle, le grondement du moteur dans notre périnée lorsque nous sommes en voiture, l’odeur de notre enfant lorsque nous l’embrassons, le plaisir de la peau lorsque notre partenaire nous caresse. Elle veut plonger dans la joie que nous ressentons avec une musique et dans la mélancolie qui nous envahit avec une autre. Elle veut ressentir où dans notre corps se situe notre peur de nous jeter à l’eau. Ce que ça fait et comment. Elle veut ressentir le stress qui nous envahit dans les bouchons et entendre les nuances dans le chant des oiseaux. Elle veut expérimenter et c’est très concret ! Très charnel, très sensuel !

Malheureusement, à la place de cela la plupart du temps nous… pensons. Au lieu de sentir l’eau sur nos mains, la douceur de l’éponge et la qualité de notre respiration quand nous faisons la vaisselle... nous pensons. À hier, ce qu'untel a dit, ou à demain, ce qu'il faudrait dire ou faire, ou encore à ce que la radio nous dit qu'il se passe à des milliers de kilomètres d'ici.

Pendant ce temps, nous ne vivons pas. Et nous ne pouvons pas offrir ce vécu à notre âme, car il n'est pas vécu consciemment. C'est comme si nous vivions une vie pour rien. Du point de vue de notre âme, ce n'est pas important puisque le temps n'existe pas. Mais du point de vue de notre incarnation et du temps qui passe, c'est une vraie perte de temps, responsable de souffrances profondes.

C'est assez comique, car nous croyons souvent perdre du temps si nous ne faisons pas plusieurs choses en même temps alors que c'est tout l'inverse. À une plus grande échelle, nous vivons ce moment pour rien.

Alors finalement le conseil est simple : optons pour la règle des 100 %. Le karma Yoga. Une seule tache à la fois. Pour vivre pleinement notre vie, la ressentir à fond, de façon charnelle, et offrir ces sensations conscientes à notre Être. C'est ce qui s'appelle la pleine conscience, la pleine présence.

Si je travaille, je travaille à 100 % et je ne laisse rien d'autre me déranger. Si je suis avec mon partenaire pour un diner aux chandelles, je ne regarde pas mon téléphone en même temps et je profite de tous mes sens. Si je fais du sport, je me concentre exclusivement sur mes sensations et mes gestes. Courir avec des écouteurs tout en pensant à mon travail ou à mon ex n'est pas une manière efficace de récupérer de l'énergie.

Vivre à 100 % dans la pleine conscience de ce que je suis en train de vivre, de ressentir, c'est limiter la demande adaptative et récupérer une énergie incroyable, profonde, qui me remet en lien avec mon âme. Je me rapproche ainsi de mes intimes convictions, de la santé et de la paix intérieure.

Libérer le mouvement spirituel

" Laisser partir demande beaucoup de courage mais une fois que c'est fait le bonheur arrive rapidement. "
- Thich Nhat Hanh

« Réussir » ce que je croyais être la vie idéale : une femme que j'aime, une belle maison dans la nature, une petite fille merveilleuse, un métier de musicien épanouissant... et ne pas me sentir vraiment à ma place pour autant. Sentir que la « vie » en moi a envie de bouger, de changer les codes. Comme si mon âme me disait : « ok ça, c'est fait ! Maintenant ne t'arrêtes pas, il y a d'autres choses à expérimenter. »

Observer cela en miroir chez tant de patients. Ils ont parfois « réussi », mais ne se sentent pas heureux pour autant. Pas vraiment à leur place. Voir comment une part d'eux fait tout, inconsciemment, pour que le changement survienne, quitte à passer par l'autodestruction. Comme pour être sûr d'être obligé de se remettre en accord avec le mouvement de la vie. Tromperies, burn-out, « maladies graves »... autant de maux (mots) pour se forcer à bouger et à s'aligner sur leur « mandat céleste ».

Libérer le mouvement spirituel revient à éliminer tous les blocages qui nous empêchent de plonger dans le grand flot de la vie. Tous ces rochers auxquels nous nous accrochons, car le courant nous fait peur. Nous sentons que la vie continue, qu'elle est puissante et qu'elle va peut-être nous emmener de force, mais nous préférons nous en tenir à ce que nous connaissons : notre rocher sécurisant.

Pourtant, dans cette métaphore, nous sommes comme un poisson. Et se faire bronzer sur le rocher n'est pas ce qu'est censé faire le poisson. Il en mourra bien plus rapidement que s'il retourne à l'eau. Même si cela lui fait peur, car le courant lui semble trop rapide.

De nombreuses personnes meurent trop rapidement, car elles ne font pas ce qu'elles sont censées faire. Elles tentent de s'accrocher à un rocher, voire même de construire un barrage, et elles vivent des tensions extrêmes. Certains poissons résistent très bien et longtemps au manque d'eau. Il n'en demeure pas moins que sans retrouver suffisamment d'eau ils finissent par souffrir et mourir. Mais comparées aux personnes qui ne se rendent compte de rien, celles qui ressentent parfaitement qu'elles ne sont pas à la bonne place, mais qui se persuadent avec leurs peurs qu'elles ne peuvent pas faire autrement, sont celles qui risquent le plus les « problèmes » de santé.

Un des plus grands poisons de l'âme est la honte de soi. Celle qui nous fait croire que nous avons tort, que nous ne sommes pas parfaits, que nos valeurs et nos vrais désirs profonds ne sont que des rêves utopiques et qu'il faut au contraire faire comme les autres, faire ce que notre famille, la société, les autres nous demandent, faire ce qui nous donnera la sécurité et la reconnaissance.

La fausse humilité, la petite voix intérieure qui sabote, l'attention excessive au regard de l'autre, la fausse gentillesse pour être aimé comme la fausse dureté pour être intégré, les émotions bloquées qui nous font réagir complètement différemment de ce que nous sommes profondément. Tous ces réflexes que nous avons adoptés par survie ou mimétisme, mais qui ne sont pas profondément et purement nous-mêmes nous demandent une énorme capacité d'adaptation et puisent dans notre capital de vitalité. Et donc de santé et de longévité.

Choisir de croire que je suis la vie, la santé, le Tao, le divin libère le mouvement spirituel de la vie en moi. Je suis parfait tel que je suis aujourd'hui, je ne suis pas mon passé, ni mes désirs frustrés d'un futur hypothétique. Tout peut s'effacer maintenant, et à chaque instant, dans la pleine conscience, je peux détricoter mes programmes inconscients afin de retrouver une version pure de moi-même. Afin d'expérimenter parfaitement et simplement la personne que je suis venue expérimenter, dans sa parfaite vérité.

À part la vie en communauté et le respect de chacun, je n'ai pas à m'adapter à des choses qui ne servent pas mon mandat de vie. Je peux choisir d'aller dans le sens de la vie au lieu de la contraindre, de la tordre pour qu'elle s'adapte à des formes qui ne sont pas les miennes. Si je fais cela, tout sera bien plus facile que ce que je crois. Tout sera juste. Les gens que je quitterai comprendront, car ils sentiront que mes motivations sont justes et sincères, et non pour les trahir ou les abandonner. Même si ça leur fait de la peine. Les choix difficiles que je ferai seront récompensés, l'ancien fera place à un nouveau, merveilleux et fluide. Je réaliserai mon mandat céleste et la société ne s'en portera que mieux puisque je serai dans le sens de la vie. Ma santé, ma vitalité, aussi bien physique, émotionnelle que mentale s'amélioreront grandement.

Alors, faisons le pari de retrouver le sens décidé par notre âme et de le suivre en toute conscience.

Comment faire ? Simplement en sentant son mouvement, son message dans l'instant présent, sans se soucier des efforts passés ou des répercussions futures, les deux principaux pièges tendus par le mental pour rester bloqué dans ce qu'il connaît et ce qui le rassure.

Ma vie a une direction, je le sens. Je la suis et j'ai confiance. Quand je ne peux rien changer à la situation je ne change rien. Et je ne lutte pas. Quand je le peux, j'agis parce que je sens que c'est le moment. J'écoute mes appels intérieurs. Non pas ce qui est de l'ordre d'un désir mimétique, d'une peur ou d'une supposition mentale, mais ce que je ressens au plus profond de moi. Dans le silence de mon être. La petite voix au fond de la calèche, qui n'en a que faire des jugements, peurs et croyances des autres, ni même de ma propre opinion mentale. Celle qui sait. Point.

Tant que je bloque ces mouvements profonds de la vie en moi, je tourne en rond dans le « Samsara » disent les bouddhistes et les hindouistes. Un cycle d'existences conditionnées par la dualité, successives, soumises à la souffrance, à l'attachement et à l'ignorance. Ce sont les montagnes russes émotionnelles. Ma vie est compliquée, tout va trop vite, je suis fatigué, je réfléchis trop, j'ai de la joie, puis de la peine, j'aime puis je hais, je réussis puis j'échoue, je peux même avoir l'impression que la vie s'acharne sur moi.

En réalité, je me bats contre mon ombre et cela m'épuise. Je suis tellement attaché à mon ego, tellement esclave de cette illusion de séparation, que ça ne fait qu'augmenter ma souffrance physique, émotionnelle, mentale et donc spirituelle.

Nous sommes tous ou presque embourbés dans cette souffrance, mais sur des échelles différentes dont nous parlerons plus spécifiquement dans le chapitre sur les niveaux de conscience.

Alors, comment libérer le mouvement ? En apprenant à accueillir le monde tel qu'il est et en se demandant sans cesse ce qu'il dit de moi, plutôt que ce qu'il dit sur l'autre ou sur « l'humanité ». En faisant cela, j'accepte mon rôle de créateur de ma vie, ce n'est plus la faute de l'autre, mais tout est seulement mon miroir. Et comme un miroir, ce que je vois n'existe que lorsque je le regarde. Et je ne vois que moi. Ainsi tout ce que je vis EST moi. Car en fait il n'existe pas d'autres choses que moi.

Les autres sont moi, les événements sont moi. Car je suis la pure conscience, le Tao et non cette illusion de séparation qu'est l'ego. Je ne suis pas une simple vague de l'océan, mais l'océan tout entier.

" Il n'y a que toi et tout ce que tu vois n'est autre que toi. Tu es la forme et l'image manifestées dans tous les « autres ». Le « je » de pure conscience est réel. Tout le reste est faux. "

- Ramana Maharshi

En m'habituant à vivre ainsi, je n'accorde plus aucune importance au regard de l'autre, je me libère de la honte qui n'est qu'un attachement à l'ego, et je m'accepte pleinement moi-même dans ma singularité d'être humain sur Terre qui expérimente la vie.

Je ne m'attache pas à une nostalgie de l'ailleurs, ou de l'avant. Je ne m'invente pas de mondes. Je n'attends plus rien d'un futur salvateur hypothétique. Mais je m'enracine dans la vie humaine et matérielle, par jeu, en retrouvant le lien avec la nature et en m'unissant le plus possible à ses mouvements, car c'est précisément ce que je suis venu expérimenter : la vie sur Terre.

Fabien a longtemps voulu être parfait pour pouvoir être aimé. Il s'est construit sur cette compulsion. « Fait-bien » ou Fabien c'était la même chose. Je me devais d'être quelqu'un de bien, d'agir correctement, d'aider les gens, d'être souriant, d'être compréhensif, de bien travailler à l'école, puis dans mon métier, etc. Bref, j'adorais la posture du « sauveur », de celui qui sait et qui prend confiance en lui… Et qui se construit forcément en opposition avec les autres qui vont moins bien, qui ne « savent » pas, ou qui agissent mal, etc.

Mais cette compulsion, ce désir absolu d'être quelqu'un de bien, n'était qu'un déni de la réalité. Je ne suis pas quelqu'un de bien. Je suis les deux.

Le bien n'est qu'une vision du mental. Et ce qui est bien à un moment ou pour une personne peut être mauvais à un autre moment ou pour une autre personne. Ce qui est bon peut l'être à un niveau mais mauvais à un autre.

Si j'habille ma fille, car elle a froid je crois être un bon père. Mais j'ignore que par ailleurs, si je ne l'habille pas, elle peut apprendre à se renforcer et écouter ses propres besoins. Du coup suis-je mauvais père ? Ni l'un ni l'autre ! Seul mon mental veut en juger ! En désirant plus que tout être quelqu'un de bien, je me coupe de la réalité. Je bloque les pulsions et les émotions que je considère comme mauvaises. Et donc je me coupe d'une part de l'énergie. Je veux la bloquer, la contraindre, la limiter. Et c'est une énorme charge d'adaptation que je demande à tout mon organisme. Ma santé est forcément considérablement réduite dans ces conditions.

Maintenir une personnalité, une image de soi positive, c'est extrêmement énergivore. Cela bloque le mouvement naturel de la vie.

Notre image de soi, nous la choisissons en fonction de ce qui a marché pour survivre quand nous étions enfant puis adolescent : être gentil, intelligent, fort, violent, drôle, singulier, gros, maigre, tête en l'air, vulnérable ou victime, etc.

En réalité, pas besoin de maintenir une image puisqu'elle est illusoire. Ce n'est que le fruit de la dualité créée par le mental. Et la plupart du temps, nous sommes surtout un peu de tout. Parfois généreux parfois avares, parfois violents, parfois doux comme un agneau, parfois désintéressés, parfois intéressés, parfois intelligent, parfois idiots, parfois bourreaux, parfois victimes, parfois sauveurs, parfois concentrés et efficaces, parfois complètement désordonnés.

Nous savons tous que cela change en fonction des circonstances, du moment de notre vie, des gens concernés, de nos blessures réactivées, etc. Nous utilisons une énergie folle pour créer une sorte de permanence totalement illusoire et nous bloquons ainsi le mouvement spirituel. Si nous parvenons à libérer cela, nous récupérons une énorme énergie au service de notre guérison.

Puis vient le piège du développement personnel ou spirituel. Une énième stratégie du mental pour nous faire croire que nous sommes quelqu'un de bien, car nous avons procédé à des changements. Et à nouveau (en réalité, nous n'avons jamais cessé), nous fournissons des efforts considérables pour défendre une identité illusoire qui va nous empêcher d'être nous-même, de faire des erreurs, de revenir en arrière, d'exprimer nos colères et nos ignorances. Parce que maintenant, vous comprenez, je suis quelqu'un de bien qui a évolué ! Foutaise. Nous sommes encore en train de bloquer le mouvement naturel de la vie.

Nous n'avons jamais cessé d'être ce que nous sommes vraiment ; nous avons juste mis du vernis, porté des masques, des déguisements en nous attachant à des rôles : frère, mère, élève, directeur, dentiste, thérapeute, patient « malade », sportif, entrepreneur, artiste, de gauche, de droite, chrétien, musulman, juif, bouddhiste, noir, beur, blanc, homme, femme, etc.

Le plus beau dans tout cela, c'est qu'il n'y a plus aucun effort à faire pour réaliser l'unité et la guérison. Juste lâcher ces faux attachements à un « soi » qui serait permanent et défini. Et s'abandonner au courant de la vie. Ceci peut véritablement devenir un art de vivre. L'art de laisser de la place et d'écouter cette petite voix douce dans la calèche. Lui laisser la place qu'elle mérite.

Cet état a été nommé en occident « le flow » à la suite des travaux du psychologue Hongrois Mihály Csíkszentmihályi. Mais c'est ce qui était expliqué depuis plus de 2000 ans par les taoïstes, entre autres. C'est ce qui est recherché notamment dans les arts martiaux où il est question non pas de chercher à anticiper les attaques, mais de sentir quand en parer une, sans savoir si elle va venir. Juste ressentir le mouvement de la vie en soi. Les mouvements ne partent pas du mental et de la réflexion qui sont toujours teintés de peurs et d'ignorance, et surtout beaucoup plus lents, mais de l'intuition inhérente à cet état de flow, d'abandon à la vie qui sait elle-même ce qui va se produire avant même que cela ne se produise.

Libérer le mouvement d'un point de vue spirituel, revient à s'installer dans cet état de flow, petit à petit, le plus souvent possible, jusqu'à une installation permanente. Apprendre à s'installer dans le « Cœur vide » disent les taoïstes. C'est-à-dire dans un espace vide de pensées, de volonté, de suppositions, d'émotions, de désirs, de peurs, etc.

On appelle cela s'installer dans le cœur, mais cela ne signifie en aucun cas être généreux et aimant comme nous avons tendance à l'interpréter dans la culture chrétienne par exemple. « S'installer dans le cœur » signifie précisément ne plus avoir d'intention, ni de volonté, de désir, rien : être vide. « Sans conditions », ce qui est le véritable sens de l'amour « inconditionnel ».

Être dans le cœur porte une vraie signification à prendre au sens littéral : être en conscience physique de la zone du cœur, au centre de la poitrine. Et non en haut dans le cerveau, siège du mental. Se placer dans le silence intérieur, observateur des pensées et émotions qui surgissent, mais avoir conscience qu'elles ne sont pas « moi ». Sentir le mouvement de la vie qui me traverse précisément dans cette zone de vide.

Puisque j'ai fait le vide alors le Tao peut se déverser en moi. C'est précisément une pratique que j'enseigne à mes élèves. Peu importe la manière, les techniques d'induction, immobiles ou en mouvement. Il nous faut seulement apprendre à nous installer dans le « Cœur vide », laisser la vie s'y déverser et circuler.

Ce « Coeur vide » est symbolisé par le rond noir dans le Taiji. Nous nous connectons à cet espace en nous, vide de yang, vide de manifestation, vide d'ego, donc vide de pensées et émotions, précisément au « coeur » de ce yang, l'envolée blanche, pour se connecter au yin, le noir apparent en dessous.

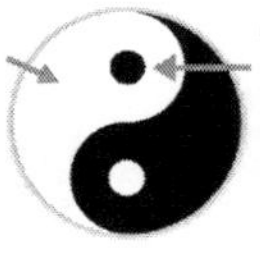
EGO
Manifestation
dans la dualité,
par la "séparation".
"COEUR VIDE"
Accès à l'âme et à l'Unité,
par la non-dualité,
la non-séparation.

C'est précisément cela libérer le mouvement spirituel en soi. Nous glissons dans un état intuitif puisque le mental n'est plus là pour juger, interpréter, limiter, supposer. Nous sommes « sans conditions », donc plus esclave de la dualité, du « j'aime / je n'aime pas » émotionnel ou du « c'est bien / c'est mal » du mental. Nous sommes vides et donc l'amour véritablement « inconditionnel » peut se déverser et circuler en nous.

Sommes-nous ici moins vivants parce que vides d'émotions ? Bien sûr que non. Bien au contraire.

Au lieu d'être focalisés sur des émotions que nous ne laissons plus circuler, dans un état de vide, elles peuvent surgir et nous traverser sans que nous nous y attachions. Cela nous rend plus libres de vivre l'instant présent suivant au lieu de rester focalisé sur une émotion passée et qui nous coupe ensuite du présent.

Ainsi nous profitons plus de chaque instant, nous vibrons, nous ressentons, nous nous nourrissons de conscience du vécu. Ce qui revient à dire que nous sommes justement plus vivants que précédemment. Et plus libres.

Ainsi la création de notre vie se crée depuis un centre, depuis le Cœur vide, comme un rayonnement depuis l'Unité. C'est l'alignement sacré dont j'avais parlé. L'ego au service de l'âme.

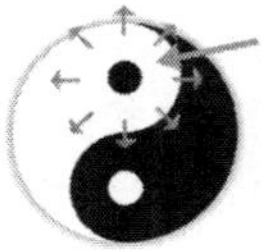

Se connecter au « flow » de la vie, laisser l'énergie circuler, sans chercher à la contraindre, sans vouloir la diriger, sans se forcer à répondre à une image, c'est libérer le mouvement spirituel. Nous nous détachons de l'attachement à notre ego, de l'image que nous avons de nous ou que nous souhaitons donner, de nos histoires passées ou de nos désirs futurs. Nous nous reconnectons à l'instant présent, et nous nous jetons sans filet dans le grand courant de la vie, pour rayonner et manifester parfaitement notre « mandat céleste ».

Régénérer la vitalité spirituelle

" La conscience est silencieuse, elle ne bavarde pas, ne commente pas, n'analyse pas, n'interprète pas. Elle est, elle constate ce qui est, elle embrasse tout ce qui est ! Et seule l'expérience du silence permet de révéler cette conscience qui est en nous. C'est tout le chemin : laisser la conscience s'éveiller en nous. Pour cela, il faut faire taire ce mental, il faut faire taire tout ce bavardage intérieur, il faut faire taire ce Moi qui empêche la conscience de simplement être. "
- Sri Nisargadata Maharaj

Être enfant capable de jouer des heures avec des figurines sans penser à rien d'autre. Découvrir comment certaines musiques m'emportent et me donnent l'élan de bouger sans réfléchir. Puis apprendre la musique et perdre toute spontanéité. Devoir faire bien, jouer juste, sans erreurs.

Redécouvrir cette liberté à l'adolescence en passant une soirée entière avec 2 copains à jouer sur nos instruments avec la « gamme arabe ». En transe. Puis grandir, vouloir être bon, faire des études de musique et réfléchir comment jouer correctement.

Retrouver la sensation de la transe, du lâcher-prise, de la non-réflexion, lors de rêves éveillés au tambour ainsi que lors de mes interventions au djembé ou à la batterie en boite de nuit. Puis maîtriser cette entrée en transe juste en imaginant entendre le tambour.

Cette idée de repos réparateur sur les plans physique, émotionnel et mental est à nouveau de mise ici. Si la persona, l'ego, l'incarnation dans la dualité, correspond au yang, nous avons besoin de moments de repos intense, yin, où cet ego se relâche, se décontracte, où notre mental séparateur s'efface pour laisser place à la conscience pure, à l'anima, à l'âme. Sans manifestation. Dans le ressourcement le plus total.

La méditation est un bon moyen pour s'autoriser cela. Non pas les méditations où l'on vous demande de « faire » quelque chose, comme visualiser une jolie plage, même si c'est un début pour commencer à apprendre à lâcher prise. Mais les méditations où il n'y a absolument rien à faire, juste se positionner en témoin de nos pensées, émotions et sensations.

Le témoin est la Conscience, l'âme. Celle qui a décidé d'expérimenter et qui est témoin de cette expérimentation. Elle se rend compte qu'elle pense. Mais elle est le silence. Elle se rend compte qu'elle ressent mais elle est le vide.

Lorsque nous nous installons dans cet état, c'est comme si nous nous arrêtions de pédaler. Les pensées continuent à tourner mais ralentissent doucement. Nous commençons enfin à nous installer dans le repos car nous ne pédalons plus. La lutte diminue, la séparation s'efface, les pensées se font de plus en plus rares. Notre esprit s'installe doucement dans une paix profonde, lisse comme un lac tranquille. Parfois une pensée, tel un poisson, monte à la surface et perturbe la surface de ce lac, mais nous le laissons aller… et ce lac s'apaise aussitôt. Comme si rien n'avait eu lieu.

Concrètement si vous ne prenez jamais un temps de silence dans la journée pour ralentir à la fois vos actions, vos pensées et les luttes de votre égo, cela veut dire que vous n'êtes jamais au repos, d'autant qu'il y a de fortes chances que même lors de vos nuits, vos songes soient encore très yang. Ainsi vous vous coupez de vos forces de guérison et de régénération.

Aménagez des temps de repos où vous pouvez vous connecter au silence, au Cœur vide. Même « déposer le cerveau » comme certains disent quand ils s'amusent, dansent ou font du sport, c'est un bon début. Si tant est qu'ils arrivent à relâcher la pression, le désir de gagner, le regard de l'autre, pour seulement plonger dans l'instant.

En réalité, c'est comme glisser dans une forme de transe, un relâchement du mental. Paradoxalement, la musique, au début, peut nous aider à forcer la détente et le silence intérieur. L'utilisation de chants, de mantras ou même de tambours dans les transes chamaniques servent à ça. Alors commencez comme ça ! Abandonnez-vous à « l'in-contrôle » du mental. De la manière qui vous semble la plus facile pour commencer. Ce sera une vraie opportunité pour restaurer vos forces spirituelles.

C'est exactement l'effet recherché avec les drogues. Cela part d'une motivation inconsciente de déconnexion. Seulement, les moyens sont inappropriés, externes et rendent dépendant. Ils sont bien souvent trop yang, actifs, excitants, demandant à notre corps des capacités d'adaptation énormes. C'est donc épuisant et débilitant pour finir.

Tout ce qui se vit avec des drogues, peut se vivre sans drogue. Le tout est d'apprendre à le faire. Il existe des pratiques très efficaces pour cela. Parfois, nous nous approchons de cet état naturellement, surtout quand nous sommes enfant ou du moins encore un peu. C'est-à-dire quand le mental de l'adulte s'efface parfois pour laisser place à l'enfant intérieur, plus spontané, moins dans le contrôle.

Les artistes peuvent ressentir ça lorsqu'ils plongent pleinement dans leur art sans que rien ne compte autour. Les sportifs de l'extrême quand ils jouent avec leur vie. Une manière de se forcer à expérimenter le flow, car s'ils se mettaient à penser au lieu d'être pleinement « dans » ce qu'ils font, ils pourraient mourir immédiatement. Il est aussi possible de ressentir cela en faisant l'amour. Une sorte d'abandon total à l'instant quand les amants fusionnent, ne cherchent plus à contrôler ni leur image ni leurs actes, ni leur excitation, ni leurs émotions, ni l'autre… rien. Juste une présence totale à l'instant, à l'autre et à soi.

Tous ces moments d'abandons, ces décontractions du mental, sont des moments de repos permettant la régénération spirituelle. Demandez à un alpiniste ce qu'il trouve à partir plusieurs jours grimper une paroi verticale. Dormir à flanc de falaise, risquer sa vie avec les éléments, là, seul au monde, face à lui-même. Il y trouve la régénération spirituelle, le lien avec le vivant, le sens qu'il ne trouve pas dans la société dans laquelle il vit.

Alors nous pouvons faire ça, ou juste nous asseoir et méditer, finalement peu importe. L'important est de se connaître et de tester. Méditer parce que « c'est bien », c'est-à-dire avec une volonté et un jugement du mental n'est pas la solution. Trouvez ce qui vous anime et vous fait lâcher votre égo quelques instants. Et faites-le, le plus souvent possible. Puis viendra un moment où ça voudra changer de forme. Où vous pourrez allier ce lâcher-prise et ce ressourcement total à la non-action et à l'immobilité la plus parfaite. Donc à la méditation. La vie est mouvante et imprévisible. Simplement, donnez-lui l'espace et le temps pour qu'elle vous régénère !

Restaurer sa vitalité spirituelle, c'est s'aménager des moments où l'égo n'existe plus. Ou le mental est mis de côté. Où l'on se ressource… dans la Source.

Renforcer l'énergie spirituelle

" Ce n'est pas parce que les choses sont difficiles que nous n'osons pas, c'est parce que nous n'osons pas qu'elles sont difficiles. "
- Sénèque

Faire du karaté pour apprendre à me battre alors que je détestais ça et n'aimais pas prendre l'ascendant sur l'autre. Ressentir le bien que ça me fait dans ma capacité à m'affirmer, à croire en moi. En récolter une énergie puissante.

Faire des stages, des retraites avec des maîtres et des enseignements qui me poussent dans mes retranchements, me poussant à me révéler à « moi-m'aime ».

Être invité un jour à jouer du djembé en boite de nuit alors que je détestais ce milieu. Me retrouver seul à « ambiancer » des centaines de personnes alors que je n'avais jamais été seul sur scène, et que mon feu intérieur était plutôt éteint. Découvrir que ça me fait un bien fou, et que je suis en pleine forme les lendemains, après avoir pourtant dormi très peu. Passer des nuits à m'amuser avec des gens que je ne connais pas, dans un milieu que je n'aimais pas, car jugé trop superficiel et malsain par mon mental. Et pourtant en retirer une joie puissante et libératrice.

Passer 24 heures enterré dans un trou de terre, fermé par des branchages et des couvertures, donc dans le noir complet, au milieu de la forêt, en montagne, pour un rite chamanique et symbolique de mon « enterrement de vie de garçon ». 24 heures dans la terre fraîchement creusée à m'abandonner symboliquement à la mort, à l'Unité, à l'accueil de ma mère la Terre. Vivre une communion et un lâcher-prise si puissant que je découvre des centaines d'insectes sur moi et autour de moi qu'au moment d'en sortir, ils ne m'avaient pas du tout gêné. Sentir la puissance de mon esprit.

Des années plus tard, tenter le même principe dans une grotte. Non seulement sans lumière du jour, mais sans bruits extérieurs permettant de deviner le jour, et totalement seul à des kilomètres à la ronde, afin d'expérimenter mon rapport au temps et ma confiance absolue en la nature. Sortir après plus de 2 jours de transe. Me sentir complètement et uniquement « Un » avec la nature, les animaux, les éléments. Vivre des visions fortes et connecter des forces en moi insoupçonnées.

Rappelez-vous ce principe de renforcement du yin par le yang. Comme le fait de renforcer ses muscles par la musculation. Une action intense, brève et isolée, donc yang, suivie d'un repos long où les muscles vont effectivement prendre de la masse. Puisque c'est une loi de la vie, elle s'applique aussi à notre vie spirituelle. Pourtant ce que je vais dire ici n'est pas ce que nous avons l'habitude d'entendre. Mais le fait de plonger à fond dans son ego, dans le succès de son ego et l'expression de ses désirs, peut être une manière, par le yang, de renforcer le yin, notre vitalité spirituelle. Oui, cela marche aussi, comme en toute chose.

N'oublions pas cependant les caractéristiques nécessaires pour que cela fonctionne : il faut que cela soit bref, intense et isolé. Trop de musculation finit par épuiser et abimer les muscles. Un travail stressant, tous les jours pendant des années, sans répit, sans repos finira par m'épuiser. En revanche, un travail avec des pics d'intensité variables entrecoupés de phases de repos pourra me renforcer. Il en est de même pour la vitalité spirituelle. Aussi, jouer avec son ego de façon brève, intense et isolée peut la renforcer de façon puissante.

Se lancer un défi personnel, faire une séance photo ou vidéo pour briller et se sentir beau ; se préparer pour une compétition une fois dans sa vie ; se payer un beau voyage seul pour sortir et rencontrer des gens. Tout ce qui demande une adaptation puissante par rapport à votre personnage habituel, au rôle que vous jouez dans la société ou à l'image que vous avez de vous-même, vous permettra de renforcer votre énergie spirituelle. Tant que cela reste bref, intense et isolé (Yang).

Dépenser une énergie folle sur les réseaux sociaux tous les jours, pour briller, être vu et suivi, ce n'est pas une demande adaptative yang qui renforce, mais une demande à long terme, yin, qui épuise votre vitalité spirituelle. Et cela vous fera glisser encore plus dans l'attachement au soi et donc aux souffrances qui viennent avec.

Il s'agit donc de s'amuser à vivre des épreuves pour votre ego. Si vous êtes trop attachés au fait d'être beau, ou de réussir, à l'inverse jouez un peu avec ça et postez les pires photos de vous, montrer vos pires échecs et difficultés les plus gênantes. Et vous pouvez monter en intensité, pour apprendre à jouer avec votre image ou vous mettre dans des situations carrément difficiles, comme ils aiment bien le faire dans les rites chamaniques.

Vous pourriez aussi donner tout ce que vous avez, afin de recommencer votre vie à zéro, pour vous confronter à votre peur de perdre et d'être pauvre. Ou bien aller dormir dans une grotte ou sous terre si vous avez peur des bêtes. Faire du nudisme si vous n'aimez pas votre corps ou avez peur du regard des autres. Ou même de l'échangisme si vous êtes trop jaloux !

Jouez à faire une compétition si vous détestez ça, ou faites une retraite méditative de dix jours dans le silence, si rien que l'idée de ne pas parler vous rend fou.

Faites, à votre mesure, sans dépasser vos capacités d'adaptation, tout ce qui va sérieusement déranger votre ego, vos croyances, vos jugements. Je vous assure que vous allez vous sentir puissamment vivant et renforcer votre vitalité spirituelle d'une manière insoupçonnée. Vous aurez ensuite plus de foi en la vie, plus de capacité à vous abandonner et à faire confiance, plus de recul dans les évènements, plus de joie à simplement être et vivre. C'est une manière certes radicale, mais puissante pour vous sortir des marasmes de votre ego.

Ne vous jetez pas dans des situations qui risqueraient de vous mettre réellement en péril. Mais dérangez-vous, amusez-vous. Plus vous le ferez, plus l'attachement à votre personnage va se décontracter, plus vous aurez du recul, plus vous aurez les portes grandes ouvertes pour recevoir l'énergie de la vie.

Ne le faites que pour rire de vous. Vous connaissez sans doute des personnes assez douées pour vous déranger et vous pousser dans vos retranchements ? Parfait, voyez comment elles le font et agissez de même… avec vous-même. Ressentez ce qui vous dérange et plongez l'observer en vous.

Le principe des stages ou des retraites est justement celui-là. Pendant quelques jours, vous vous confrontez à des zones de vous que vous ne connaissiez pas encore. Des zones qui peuvent déranger, mais qui, une fois visitées, libèrent énormément d'énergie en vous.

Renforcer son énergie spirituelle, c'est s'entrainer à jouer avec son ego. Le placer dans des conditions qu'il ne connait pas et qui ne correspondent pas à l'image qu'il a de lui, afin de se détacher de lui.

Déterminer les priorités

" La mission suprême de l'art consiste à libérer nos regards des terreurs obsédantes de la nuit, à nous guérir des douleurs convulsives que nous causent nos actes volontaires. "
- Friedrich Nietzsche

Et un jour enfin, avoir fait toute la place à la petite voix installée dans la calèche, avec un cocher, mon mental, à son service.

Ah non... seulement pendant quelques jours, quelques semaines peut-être. Mais basculer à nouveau dans l'attachement à mes histoires, dans mes dénis de ce que je suis, ou plus exactement de ce qui a changé en moi. Tout simplement parce que c'est infini. Avoir des périodes fluides où je me sens connecté. Et d'autres où je me suis attaché à une image de moi, à une réussite, à une qualité... de père, d'amant, d'entrepreneur... des réussites qui durent un temps et qui finissent par m'attacher à un rocher hors du flot de la vie... Ne voulant pas en partir parce que c'était bien... parce que c'était bon, parce que j'avais une belle image de moi...

Alors, prendre mon courage à deux mains, et plonger à nouveau.

Et exercer infiniment mon discernement, ma lucidité, ma conscience.

Admettons que notre travail nous demande trop d'adaptation, car nous ne nous sentons pas à notre place, pas sur notre chemin. Nous ne pouvons peut-être pas en changer du jour au lendemain. Poser notre démission, travailler encore pendant les mois de préavis, chercher ou créer notre nouvel emploi : tout cela va nous demander beaucoup d'adaptation. Cependant, si la décision est juste, une énorme charge d'adaptation spirituelle sera libérée et nous nous sentirons déjà bien mieux. Mais il restera encore une grosse demande d'adaptation et il sera peut-être prioritaire, à ce moment-là, de régénérer le yin épuisé.

Déterminer les priorités revient à appliquer la loi de Pareto : 20 % d'efforts rapportent 80 % de résultats. Nous devons donc être capables de déterminer les décisions les plus efficaces, apprendre à respecter ce que nous ressentons et faire preuve d'un regard affuté sur notre situation. C'est ce qu'on appelle la conscience, la mise en lumière ou le discernement. C'est être le Souverain de soi-même, lumineux décideur avisé.

Pour cela, il faut être capable de prendre le temps du recul pour approfondir le lien avec notre âme, dans le silence du Cœur vide. Apprendre, non pas à exprimer notre persona à partir du yang – notre volonté, nos croyances, nos peurs, nos désirs, l'avis des autres, notre réflexion logique, nos connaissances limitées – mais à partir du yin – nos sensations profondes, nos élans intérieurs profonds, notre intime conviction– .

La persona, l'expression de soi, l'affirmation de soi, la réussite, etc., doit naitre de l'anima. Le yang utilise les stocks du yin. Cela peut créer un ego fort, affirmé, et charismatique. Ou pas. Peu importe tant que cela naît de l'anima. Si nous nous détachons de l'ego-maitre pour créer l'ego-au service, alors nos actions seront justes et dans le sens de la vie, donc guérisseuses.

" Restez dans le monde, mais ne soyez pas de ce monde. Restez solitaire au milieu de la foule. Accomplissez mille et une choses, faites tout ce qu'il faut, mais ne soyez jamais celui qui agit. Ne renforcez pas l'ego ; c'est tout. "
- Osho

Comme nous l'avons vu, le Taiji nous enseigne précisément l'équilibre entre les contraires. Agir dans le monde, c'est le yang, mais ce yang n'existe pas en lui-même, il est seulement l'utilisation du yin. Il émerge par-dessus le yin. Il manifeste le yin. L'ego doit donc faire de même. Seulement manifester le yin. Manifester l'âme. C'est ce qu'on appelle la réalisation du Soi.

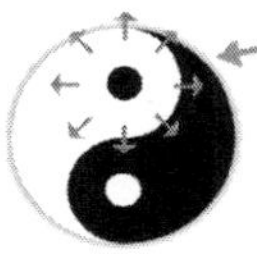

Déterminer les priorités repose sur la qualité de notre conscience, de notre discernement. Notre capacité à être un souverain avisé et lucide, à l'écoute. Ce souverain, c'est précisément notre conscience, notre âme. La plus grande des priorités est donc de se reconnecter à elle.

Les 5 niveaux de conscience

" Dans le Un on trouve Dieu, et il faut que devienne
Un celui qui doit trouver Dieu. "
- Maître Eckhart

0% de pouvoir personnel : croire que mes problèmes viennent des autres, du passé ou des circonstances.

25% de pouvoir personnel : découvrir le développement personnel, apprendre à me reprogrammer, à décider de certaines pensées ou croyances.

50% de pouvoir personnel : apprendre à m'aimer tel que je suis, ressentir de la gratitude et du contentement d'être moi. Ne plus être déstabilisé.

75% de pouvoir personnel : ne plus chercher à être, lâcher prise et me purifier à chaque instant, observer que le monde n'est que mon miroir, que l'extérieur reflète uniquement mes pensées.

100% de ...

?

J'hésite parfois à aborder l'idée de « niveaux » de conscience car cela pourrait sous-entendre qu'il y a des personnes meilleures que d'autres. Or comme nous ne sommes qu'Un, expérimentant à loisir la dualité, il n'y a pas, de ce point de vue, de niveau meilleur qu'un autre. Chacun vit ce qu'il a à vivre. Au moment où il a besoin de le vivre.

Cependant du point de vue de la santé, nous admettrons volontiers que s'il y a des niveaux de santé physique, il y a aussi des niveaux de santé émotionnelle, mentale et... spirituelle.

Ce que j'appellerai ici le niveau de conscience, décrit donc le niveau de santé spirituelle, la capacité plus ou moins grande à être en paix, sans lutte, sans « symptôme » spirituel, sans attachement au monde de la dualité et à l'égo.

Là où nous avons tendance à penser les niveaux de conscience comme des marches montantes, je vous propose une lecture descendante. Une descente depuis l'extrême yang, l'extrême attachement à l'égo, au monde extérieur, vers le yin le plus profond, la fusion totale avec la source, le retour à l'Unité et donc l'illumination, l'éveil. C'est la cessation totale de la souffrance dont parlent les Bouddhistes, ou la réalisation du divin chez les Hindouistes. Nombre de religions en parlent à l'origine d'une manière plus ou moins imagée.

L'Unité expérimente la dualité à travers l'incarnation d'une persona. Prise dans le tumulte de cette vie duelle, créée par le mental séparateur dont elle s'est dotée, celle-ci s'attache à ce monde illusoire, recherche une permanence là où il n'y en a pas, s'identifie à un « moi » irréel et en souffre d'autant. Jusqu'à ce qu'elle comprenne que cette souffrance vient seulement et uniquement d'elle.

Cette description des niveaux de conscience trace un chemin. Le chemin emprunté vers l'éveil, la fusion avec l'Un. C'est un balisage, une description précise de l'endroit où nous nous trouvons sur ce chemin ainsi qu'une idée détaillée de ce qu'il nous reste à parcourir. Dans cette vie ou une autre.

Le temps n'existant pas pour l'Unité, rien n'est pressé de ce point de vue-là. Cela détermine seulement le temps que nous allons mettre à tourner en rond ou non dans cette vie incarnée.

Ce chemin n'est pas un escalier, nous ne sautons pas les marches d'un coup, sauf de façon très limitée et ponctuelle comme nous le verrons plus tard. Nous allons plutôt glisser doucement d'un niveau à l'autre, même si certains évènements peuvent précipiter les choses.

Il y a donc des nuances dans chaque niveau. Nous pourrions même décomposer chaque niveau encore en cinq sous niveaux. Mais pour une première compréhension, limitons-nous à décrire globalement ces cinq niveaux de conscience.

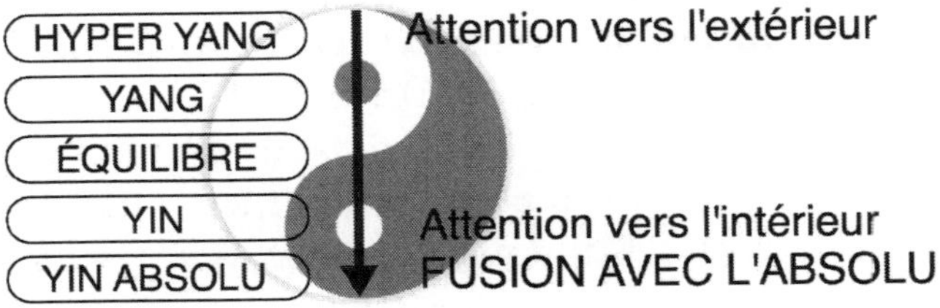

NIVEAU HYPERYANG

Ici, nous sommes profondément esclaves de notre ego, attachés à nos « histoires personnelles ». Ceci ne nous empêche pas de nous mêler de celles des autres d'ailleurs, au contraire, nous aimons commenter et juger l'extérieur.

À fond dans le yang, nous recherchons et nous nous attachons avant tout à la quantité. Que ce soit d'un point de vue matériel, financier, relationnel, alimentaire, etc. Il nous faut des histoires à raconter et à commenter.

Puisque nous sommes dans le yang, il faut des stimulations fortes et rapides, visuelles, auditives et gustatives : selon chacun cela peut-être les sodas, l'alcool, le café, la télévision, les réseaux sociaux, la radio, les jeux vidéo, la musique, la ville, les sorties, les restaurants et bars bruyants, le travail, les choses à faire, voire même les gens à aider. Le maximum de choses possibles, du matin jusqu'au soir. Au réveil, se jeter sur la radio, les réseaux sociaux, ou la télévision et même s'endormir avec !

C'est le niveau de conscience principale de la majorité des gens dans le monde d'aujourd'hui. La société industrielle et commerciale entraîne les gens dans sa course folle.

Je précise ici que ces niveaux de conscience n'agissent pas directement sur notre caractère, le personage que nous avons choisi d'incarner, mais sur notre manière de vivre ce caractère. Nous pouvons en effet être d'apparence calme et réservé (donc d'un caractère plutôt yin) ou extrêmement bruyant et actif (donc plutôt yang), cela dépend de la persona, du rôle venu jouer. Le niveau de conscience parle uniquement de notre manière de vivre les choses.

Donc dans ce niveau de conscience hyper yang, centré sur l'autre et l'extérieur, les discussions tournent autour des histoires vécues par l'autre, ou par soi : ce que nous lui avons fait ou dit, ce qu'on nous a fait ou dit, ce qu'ils ont fait ou dit… Le mental est embourbé dans le jugement et le commentaire perpétuel de l'extérieur. De l'autre, de la société, des gens, de la politique, de l'équipe de foot, etc.

Notre responsabilité n'est quasiment jamais de mise. Nos problèmes sont dus à des évènements passés, à des personnes qui nous ont fait du mal. Nous sommes attachés à une image de soi que nous défendons coûte que coûte. Nous sommes ainsi assez rapidement déstabilisés par n'importe quelle émotion qui nous traverse. Nous pouvons même avoir l'impression que les autres ou la vie s'acharne sur nous. Nous souffrons énormément d'une lutte permanente contre l'extérieur. Comme nous ne connaissons pas autre chose et que nous trouvons cette situation finalement normale, nous pensons que c'est « la réalité ». Que tout le monde est ainsi. Et il faut dire qu'en effet, c'est plutôt la norme dans nos sociétés de consommation, encouragés en cela par les médias qui parlent sans cesse de ce qui se passe à l'extérieur, chez les autres, commentant leur vie de façon perpétuelle.

Dans ce niveau de conscience, la tension psychique est extrême. Nous pensons à tout en même temps. Les pensées tournent en boucle sur quelques sujets, comme un bruit de fond permanent. Nous ressentons beaucoup d'émotions de manière générale et en particulier d'injustice et de colère (exprimée ou non), de soucis, de stress. La susceptibilité est exacerbée (mais exprimée ou non selon le caractère), les attentes et exigences sont fortes, et donc les frustrations proportionnelles.

Tout cela réside dans l'attachement très fort à l'ego et donc à une réaction permanente à tout ce qui « nous » arrive. Les émotions et pensées sont totalement subies. Le niveau de responsabilité personnelle et de pouvoir personnel est minime. Tout est la faute des autres, les problèmes nous « tombent » dessus et nous nous contentons de réagir ou d'essayer de gérer les situations, une fois qu'elles ont eu lieu. Il y a une emprise forte des blessures du passé. Cela ne nous empêche pas, si on en a le caractère, de « réussir notre vie » sur le plan matériel, par réaction aux autres, pour leur prouver que nous sommes capables, puissants, etc.

En général à ce niveau, nous nous estimons lésés ou fatigués de donner beaucoup et de recevoir peu en retour. Nous aimerions être plus vus et reconnus par les autres, par le monde extérieur. Nous faisons preuve de générosité, mais elle est fausse, car elle est motivée par cette volonté de panser notre propre blessure, notre propre mauvaise image de nous-même. Car en réalité, quand nous donnons ainsi, au fond nous exigeons un retour. Et nous sommes déçus quand il ne vient pas.

Nous pensons créer, donner de l'amour, mais nous ne faisons que préparer un ressentiment, une blessure d'injustice, une colère future. Tout cela, car nous nous persuadons que nous avons de bonnes intentions et que le problème vient des autres, du monde, de l'être humain, de la société, des multinationales, du gouvernement…

NIVEAU YANG

Ici, nous pensons encore à tout en même temps, mais de manière plus positive, optimiste, volontaire. Nous commençons à nous sentir responsables et nous voulons nous prendre en main. Nous ne sommes encore pas très connectés aux sensations du corps, à part d'une manière ponctuelle comme lorsque nous faisons du sport, ou que nous sommes attentifs à notre nutrition. Ce sont souvent les sportifs, les entrepreneurs, les coachs en développement personnel, les thérapeutes, en fait les personnes qui progressent, qui ouvrent leur conscience, qui « travaillent » sur eux pour progresser, qui acceptent une remise en question.

Ici nous sommes encore dans le yang : hyper actifs, hyper créatifs, hyper occupés, remplis de désirs de réussite, de succès visibles, de relations, mais nous sommes un peu plus responsables. Nous parlons moins des autres, mais nous pensons encore beaucoup à nous ! Car l'attachement à l'ego est toujours très fort. Souvent, il est même encouragé puisque nous commençons ici à apprendre à nous aimer, tels que nous sommes. Mais ce « nous » est encore complètement illusoire, c'est toujours notre ego rempli de désirs, de peurs, de blessures du passé et d'attentes du futur. C'est juste que nous commençons à vouloir reprendre notre pouvoir personnel. Alors nous lisons des livres de développement personnel, nous cherchons à devenir plus efficaces, nous apprenons à prendre soin de nous. Nous commençons à relativiser. Nous percevons que nous avons accumulé trop de tensions psychiques, mais qu'il existe une démarche volontaire pour régler ça. Nous commençons à faire des choix responsables dans notre vie.

Petit à petit, notre conscience du corps s'approfondit, car nous comprenons qu'elle est primordiale, et nous commençons à être de temps en temps plus proche de l'instant présent. Nous recherchons une philosophie qui nous permette de mieux gérer le stress, la vie, de mieux s'y adapter, de mieux se sécuriser (financièrement, relationnellement, etc.).

NIVEAU D'ÉQUILIBRE

Ce niveau est particulier, puisqu'il représente pour la conscience un niveau d'équilibre yin yang. Ainsi, en tant qu'équilibre, il est à la fois plus stable, plus reposant, mais aussi moins engagé dans l'amélioration de soi. Car ici en général, ça va plutôt bien. Il y a donc comme une inertie à rester dans cet état, sans chercher à glisser plus profondément dans le yin.

Nous sommes beaucoup moins esclaves de nos désirs, nous ressassons moins le passé, nous sommes plus dans l'ici et maintenant. En général, le lien avec la nature est bon. Et la santé est plutôt bonne, car les tensions intérieures sont limitées. La vie est plus pratique, pragmatique, les sens plus ouverts à ce qui se passe dans la nature. Nous sommes, pour l'autre, une présence plutôt rassurante, apaisante, car nous avons moins d'attentes (yang) et nous ne sommes pas déstabilisés facilement. N'oubliez pas que le caractère visible de l'extérieur peut toujours être plutôt yang (extraverti) ou plutôt yin (introverti) en fonction de la persona mais cela ne dit rien du niveau de conscience.

Les choses sont vécues intérieurement sans trop de questions. La vie est plus facilement acceptée telle qu'elle est. « Il ne sert à rien de lutter ». Les ambitions sont limitées. Nous ne nous mêlons plus spécialement de la vie des autres et ce genre de personnes sont plus faciles à trouver dans les campagnes ou dans les pays non industrialisés. C'est le magnétiseur du village, l'agriculteur solitaire, la sage-femme rassurante. Ce sont des personnes plutôt saines, équilibrées, adaptées, sans trop d'ambitions (et cela ne veut pas dire sans talents, au contraire), sans trop de désirs. Nous pouvons bien sûr naître sur ce plan de conscience, et nous aurons tendance à toujours rester ainsi. Sinon il s'acquiert avec le temps et l'expérience, et se rencontre moins dans la jeunesse que dans l'adulte assumé.

Si le niveau HyperYang rêve d'être « plus », avec un désir plutôt peu responsable (comme de gagner au loto par exemple), le niveau Yang en dessous se donne les moyens de réaliser ses rêves, par la remise en question. Mais ce niveau d'équilibre, lui, n'a pas forcément l'ambition d'être « plus » comme dans les niveaux d'au-dessus. Il recherche la qualité, certes. Mais il est ce qu'il est, c'est tout. Avec ses émotions, ses peurs, ses désirs, et c'est parfait ainsi !

Cependant, la prise de conscience n'est pas encore optimale. Il pourrait plonger dans le yin, mais n'en ressent pas forcément le besoin. C'est en cela que je parlais d'une inertie un peu plus tôt.

NIVEAU YIN

Ce niveau se distingue du précédent par le fait qu'il y a un appel intérieur pressant à plonger profondément dans l'Unité. Ce n'est plus un appel à grandir, comme dans les niveaux yang, mais plutôt un glissement inéluctable vers le yin, sur un chemin pourtant encore parsemé d'embûches intérieures.

Ainsi ici nous recherchons la cohérence la plus parfaite, la purification et le minimalisme. C'est-à-dire retrouver notre qualité la plus pure, regarder nos démons et nos ombres en face, panser nos blessures, se libérer de nos hontes, comme se libérer de nos attachements à la réussite, au succès, à nos désirs et à nos attentes. Bref à notre ego.

Nous ne cherchons plus du tout le bonheur ailleurs : ni dans l'autre, ni dans le futur, ni dans le passé, ni dans les circonstances extérieures. Nulle part ailleurs qu'en soi. Le regard est exclusivement tourné vers l'intérieur, puisque l'extérieur n'est que son reflet. Nous ne commentons donc plus la vie des autres, nous ne donnons pas notre avis et nos jugements. Nous ne réagissons pas aux situations, nous ne pensons pas que les choses devraient être faites d'une certaine façon, que les gens nous veulent du mal ou que les circonstances sont mauvaises. Et nous n'attendons pas de récompenses du futur ni d'obtenir quoique ce soit pour être heureux.

Nous recherchons seulement en nous ce que l'extérieur, l'autre, les évènements disent de nous. Si l'on est thérapeute ou coach, nous savons que le patient n'est là que pour nous soigner nous-même. Si nous sommes patron, nous savons que nos employés, et leurs réactions, ne sont que des émanations de nous-même. Si nous sommes employés, l'entreprise dans laquelle nous travaillons n'est que notre propre miroir. Le couple aussi prend un tout autre sens.

La prise de conscience se fait : tout ce que je vis ne dépend que de moi. Donc nous ne pouvons pas être blessés par des évènements, des mots, des actes ou quoi que ce soit. Qui aurait l'idée de se fâcher contre les acteurs d'une pièce de théâtre, si le scénario ne nous plait pas ?

Tout ce que nous vivons n'est ici qu'une grande représentation extérieure d'un scénario intérieur, décidé par notre attachement à l'ego, à notre passé, à la promesse ou la peur d'un futur. Le monde est le miroir de ce que nous sommes et il ne sert donc à rien de vouloir changer le monde. L'important est de se purifier soi-même. Nous laissons ici la possibilité aux autres d'être qui ils sont, car nous avons compris que nous voyons non pas ce qu'ils sont, mais seulement une version d'eux, dont nous avons besoin pour rentrer en relation avec nous-même. Ils sont comme des projecteurs, nous donnant la possibilité de voir qui nous sommes, et donc de créer une nouvelle version de nous-même. Un peu plus vraie et sincère. Quand je n'aurai plus besoin de cette version d'eux, quand je n'aurai plus besoin de leur projecteur, alors elle n'aura plus lieu d'exister pour moi. On pourra alors penser qu'ils ont changé, alors qu'en réalité j'aurai changé moi-même. Et c'est une nouvelle version d'eux-même qui rentrera en résonance avec moi.

Ici, ce n'est pas juste une croyance, lue dans un livre sympa. C'est une observation concrète au quotidien. Dans ce niveau de conscience, nous commençons à observer l'impact direct de notre état d'esprit sur le monde qui nous entoure, de façon quasi immédiate.

Dans le niveau « Yang », il y a beaucoup de gens qui croient être là pour sauver le monde et guérir les autres. Simplement parce que leur attention est encore tournée vers l'extérieur, ils pensent donc avoir une mission à jouer pour le collectif. Mais ici dans le niveau de conscience « Yin », nous avons compris que tout ne fait que révéler ce que nous sommes. Chaque expérience ou relation est une opportunité pour notre propre guérison et celle-ci viendra de la conscience que nous y mettons et non de nos actions extérieures. Ainsi l'extérieur se transforme de lui-même depuis l'intérieur, le yin.

Cette purification se fait bien sûr aussi de façon très concrète : avec des jeunes et des diètes (pour retrouver notre vraie nature physique), par des retraites, par le minimalisme, par la méditation, par l'attention à être parfaitement cohérent entre nos pensées et nos actes, exclusivement dans l'instant présent, même si nous nous servons du temps « chronologique » avec notre serviteur le mental pour interagir avec le plan de la dualité.

Nous nous façonnons, tel un samouraï. Nous tendons à l'esprit pur, concentré. Les évènements se reflètent dans notre esprit sans qu'ils s'y attachent, notre sagesse augmente et nous incarnons notre mandat céleste sans demander l'avis des autres, sans même avoir à le montrer, à lutter contre quoi que ce soit où à le défendre, car nous sommes de plus en plus juste, ici et maintenant, dans le « flow » de la vie.

Nous glissons dans le yin, vers la « réalisation du Soi ». La persona se met totalement au service de l'anima. Nous devenons parfaitement nous-même dans notre version la plus pure et la Vie nous traverse sans rencontrer de résistances.

NIVEAU YIN ABSOLU

La descente continue et fusionne ici totalement avec l'Anima. Le retour à l'Unité originelle. L'installation dans le flow permanent, sans aucune résistance. Sans passé, sans futur, seulement dans l'instant. C'est le niveau des maîtres réalisés. Toute racine de souffrance a disparu. C'est ce que nous nommons l'éveil, l'illumination, la réalisation du divin...

Le cœur est tellement purifié qu'il est effectivement totalement vide. Vide de pensées, d'intentions, de volontés, de jugements, de désirs, de peurs, d'attachement, d'illusions. Il est un canal pur pour le passage de la Vie, de l'Amour inconditionnel.

Ici, nous sommes un instrument approprié pour réellement aider les autres, car la paix intérieure que nous éprouvons et l'amour que nous transmettons transforme instantanément toute personne autour. Comme le soleil, c'est un rayonnement naturel qui guérit et réchauffe les cœurs bien plus que n'importe quelle activité réalisée dans le monde physique. Chacun de nos mots, chacun de nos actes est une guérison, car tout est totalement créé depuis la pure conscience, l'Un.

Si je décris ce niveau ici par pédagogie, en réalité c'est un non-sens, car il n'est plus défini par le mental, donc par les mots. Il n'y a « personne » pour en faire l'expérience. Pas de « je ». Le « je » n'est plus. La fusion s'est faite avec l'Un.

Et de mon côté, si j'en ai le goût et l'intuition, je n'en suis pas là. Je ne glisse vers ce yin que de manière très ponctuelle, en particulier lors de pratiques internes ou parfois lors de soins, de stages ou de voyages, mais ce n'est donc pas un niveau de conscience, car il n'est pas vécu à chaque instant au quotidien.

Car justement, avant de finir ce chapitre, je souhaite rappeler que si la majorité des personnes passent leur vie dans un seul et même niveau de conscience, la personne engagée dans sa transformation va, elle, glisser très doucement de niveau en niveau, et possiblement vivre des sortes d'aller-retour. Elle ne s'installe pas vraiment dans un niveau de façon formelle, mais navigue entre eux, au gré des guérisons opérées. Nous pourrions donc dire que le niveau de conscience n'est pas un point, mais une moyenne.

Tous les principes de la guérison décrits dans ce livre nous permettent de plonger dans le yin, qu'ils soient physiques émotionnels, mentaux ou spirituels. Le but est de s'y installer à long terme et non de manière ponctuelle créée par je ne sais quel artifice.

Il existe en effet de nombreuses techniques permettant de sauter les étapes depuis l'hyper yang vers des couches plus yin. Des drogues, naturelles ou chimiques, des respirations, des rites chamaniques, des techniques hypnotiques, nous permettent, par la transe et les états modifiés de conscience, de sauter les étapes, et de goûter au yin quelques instants. Mais tout cela est en général très rapidement récupéré par l'ego qui se croit détenteur d'un pouvoir surnaturel, d'une nouvelle histoire à (se) raconter et qui de fait, ne permet pas de s'installer dans un niveau de conscience plus profond. Méfiez-vous donc de tous ces artifices. Ils sont certes peut-être intéressants pour notre ego, sa soif de vivre et de découvrir, mais in fine, ils renforcent notre attachement au monde de la dualité et nous éloignent de l'Unité.

Comme pour chaque guérison, il y a aussi, dans la guérison spirituelle, la possibilité de voir apparaître des symptômes lors de chaque passage de niveau de conscience.

Cela peut se matérialiser par des changements importants dans notre vie. Transformation ou métamorphose dans le couple, avec les amis, le lieu de vie, la profession, et même des maux physiques, où le corps se transforme pour s'adapter à notre nouvelle énergie. Si nous continuons malgré ces symptômes de guérison, que nous les acceptons pour ce qu'ils sont (notre métamorphose), ils n'auront pas le pouvoir de nous dévier de notre chemin. En revanche, si nous nous alarmons de ces changements, que nous résistons, car nous ne voulons rien abandonner, que nous essayons d'étouffer, voire d'annuler les symptômes, nous resterons coincés dans le niveau précédent. C'est le signe que nous ne sommes pas prêts et les problèmes risquent d'empirer. Cela arrive souvent malheureusement. Et c'est ce que j'ai failli faire avec mes symptômes au côlon relatés au début du livre.

La plupart du temps cependant, chaque personne « coincée » dans un niveau de conscience, à l'intuition, un jour, souvent au détour d'une « maladie » ou d'un évènement marquant, qu'il existe un niveau plus juste pour elle. En général, seul le niveau le plus approprié lui apparaît, car elle a une notion des autres niveaux très éloignée de la réalité, teintée de croyances et d'a priori. Elle est donc disposée à s'intéresser aux amis, aux livres, aux coachs, situés précisément dans le niveau du dessous le plus proche de ce qu'elle peut concevoir. Ce qui est très bien ainsi.

Pratiquez avec moi la méditation

« RESYNCHRONISEZ-VOUS AVEC VOTRE ÊTRE »

Rendez votre lecture plus pertinente et utile, grâce aux vidéos et méditations que j'ai préparées exclusivement pour vous dans la continuité de cette lecture.

Retrouvez-moi à cette adresse :

Jechoisisdeguerir.fr/pratiques

6. Conclusion

La voie de la santé

" La véritable connaissance est dans le cœur,
pas dans les livres. "
- Proverbe persan

Écrire un livre.
Connecter le cœur.
Vivre une aventure.

Lorsque j'ai commencé à rédiger ce livre, j'étais à Bali, loin à l'est de chez moi, du côté du soleil levant, dans une île que l'on nomme la Terre des Dieux. Et j'écris ces dernières lignes à Hawaii, la terre des volcans et de l'Aloha Spirit, cette fois-ci loin à l'ouest de chez moi, du côté du soleil couchant... Comme pour symboliser le passage de l'inspiration céleste naissante à la puissance terrestre exprimée. De l'intention divine au jaillissement du feu intérieur.

Ce qui est étonnant, c'est la somme d'informations que j'ai reçues et expérimentées durant cette année d'écriture, ainsi que les guérisons intérieures qui se sont opérées. Le plus difficile finalement a été d'en faire un seul livre, car c'est tout un système de guérison qui m'est venu et tout ne tenait pas dans un livre. Ainsi a jailli en moi, au cours de cette année, non pas une œuvre littéraire, mais une véritable « auto-médecine » holistique.

Plus j'avançais dans la mise en forme, plus il me semblait important, avant tout, dans un premier livre, de reprendre les bases oubliées de la santé et de l'auto-guérison.

J'ai donc commencé par redéfinir les principes, changer les paradigmes, pour définir les 7 lois de l'auto-guérison et se mettre d'accord sur ce que nous appelions la santé, l'auto-guérison, et comment tout cela fonctionnait grâce aux lois du Taiji. Ce point était essentiel tant les écueils sont grands et les habitudes tenaces. Reprogrammons-nous à penser la santé avant de vouloir guérir, sinon nos efforts seront et resteront infructueux.

Ensuite, puisque j'avais défini la vie, la vitalité, l'auto-guérison, la santé, comme un grand ensemble prenant en compte tous les aspects du vivant, j'ai défini ce que pouvait être la santé holistique, globale, totale, en utilisant les différents plans du vécu : physique et matériel, émotionnel, mental et spirituel. Quatre plans qui portent avec eux de grosses demandes d'adaptation et un potentiel épuisement de nos ressources pour s'auto-guérir.

Il m'a ensuite fallu définir les voies principales, naturelles et évidentes pour rétablir l'équilibre, choisir la vie et guérir : limiter la demande adaptative (le yang), libérer le mouvement en supprimant les blocages, régénérer le yin par le repos, renforcer le yin par le yang (intense, bref et isolé) et être capable de bien déterminer les priorités. Tout cela en restant attentif aux symptômes de guérison et confiant quand ils se présentent pour ne pas tout stopper par peur.

Ce sont les cinq grandes voies recréatrices de notre santé et je vous invite maintenant à les repérer dans les diverses thérapies, dans les études scientifiques, dans vos recherches personnelles…

Comme ces voies sont celles de la nature et fonctionnent pour tout, j'ai montré ensuite comment elles fonctionnaient d'un point de vue spirituel. Le tout dans un chapitre séparé, simplement pour bien montrer comment le fait d'être esclave de notre identification au « moi » nous demande énormément d'énergie alors que nous avons trop facilement tendance à complètement en ignorer les effets lorsque nous parlons de santé.

La médecine moderne s'est trop longtemps intéressée au seul plan physique. D'autres ne jurent que par les traumatismes émotionnels qui seraient la cause de tout. D'autres s'intéressent uniquement aux pensées. Et pour finir certains assurent que seule la voie spirituelle est une véritable guérison et qu'il faut se concentrer uniquement sur cela. Je crois qu'il n'y a pas de plan supérieur aux autres lorsque nous parlons de santé.

D'après mon expérience, si la guérison spirituelle est en effet la guérison suprême, il n'est pas nécessaire de l'atteindre parfaitement pour que la santé s'installe dans le plan de la dualité. Elle peut certes faire des miracles en libérant une extraordinaire charge adaptative, mais nous pouvons, même sans cela, accroître considérablement notre vitalité sur tous les plans et atteindre une vitalité hors du commun. Et les autres plans ne sont pas à minimiser puisque c'est précisément ce que nous sommes venus expérimenter.

Si j'ai senti qu'il fallait écrire ce livre, c'était pour rappeler que tout est lié. Je voulais proposer un ouvrage qui rassemble tous les plans et toutes les voies, pour une lecture globale et non parcellaire, donc limitée, de la santé. Dans cet effort synthétique, j'ai dû me concentrer sur les grandes lignes et m'abstenir de développer bien des points qui découlent de ces premières informations. Vous avez néanmoins l'essentiel.

Cette base décrite dans ce livre ainsi que les dix grandes voies de la guérison qui en découlent et que je n'ai pas pu décrire ici tant elles mériteraient un second ouvrage, je les ai développées dans la méthode que j'ai nommée la T.I.L.T (Tao Integrative Life Therapy).

« Tao », car tout se base sur le Tao, la démonstration du Taiji et les cinq mouvements que nous pouvons distinguer au cœur du yin yang.

« Integrative » car elle incorpore facilement toutes les thérapeutiques (grâce aux lois universelles de la nature), et notamment celles que j'ai moi-même particulièrement étudiées et expérimentées, comme la Programmation Neuro Linguistique, la sophrologie, l'hypnose, le yoga pranayama, l'hygiénisme, l'art du rêve, l'énergétique traditionnelle chinoise, de nombreuses techniques chamaniques, du cultures différentes, la systémique, l'ho'oponopono… Car oui, tout peut se rassembler, se compléter et former un ensemble de techniques qui prend racine au cœur des lois de la guérison, qui elles-mêmes se complètent, se contrôlent, et s'encouragent.

« LifeTherapy », car c'est une thérapie complète, prenant en compte tous les aspects du vécu, pour tous les domaines de la vie.

« T.I.L.T », car ça m'a fait « tilt » quand tous mes ressentis, toutes mes études, toutes mes recherches depuis tant d'années se sont enfin agencés dans un système cohérent. C'est aussi un mot que j'entends très souvent de la part des élèves, stagiaires ou clients réalisant enfin le sens de leur vie et de leurs maux lorsqu'ils utilisent cette méthode pour la première fois.

Comme je le disais en introduction, la « Santé » est en fait une voie. Peut-être même l'unique voie, l'unique mission de notre vie : simplement réaliser l'auto-guérison.

Quand nous le voyons ainsi nous pouvons observer que la vie en nous se charge de trouver et créer les décors, les histoires, les évènements, les figurants nécessaires pour notre auto-guérison. Toujours. Chaque expérience. Chaque relation. Comme des miroirs exacts de nos luttes, de nos ignorances, de nos peurs, de nos inconsciences intérieures.

Cela fonctionne ainsi que nous en soyons d'ailleurs conscients ou non. La pleine conscience défendue dans ce livre n'est finalement que la clef pour vivre ce chemin de façon plus agréable, comme un jeu, au lieu d'en souffrir à cause des luttes de notre ego.

Avec ce livre, j'espère vous avoir permis d'allumer quelques pièces encore obscures de votre château intérieur. Il est à mon sens primordial que chaque adulte, et avant ça, chaque enfant, reçoive une éducation de qualité sur le fonctionnement et la conscience de son propre corps, de ses émotions, de ses pensées. Primordial que chacun soit orienté lors de ses études, non pas en fonction des débouchés, mais bien en fonction des mouvements d'expression de la vie en lui. À mon sens, avec une matière « connaissance de soi » à l'école, un encouragement intelligent à la pleine conscience et à la pleine santé, nous réglerions très rapidement beaucoup de maux qui rongent nos sociétés de l'intérieur. Y compris sanitaires, politiques ou écologiques, car la transformation viendrait de chacun et non d'un potentiel sauveur extérieur et illusoire.

Dans un monde où l'état de la planète comme de notre santé se dégrade à cause du yang exacerbé (désirs des egos), je suis certain que la voie de l'auto-guérison est celle qui nous permettra d'évoluer enfin, de prendre conscience des limites du yang et de basculer dans le yin pour recréer l'harmonie.

La Santé Totale n'est pas un mythe, c'est le sens même de nos incarnations, de nos expérimentations dans la dualité. C'est lorsque le manifesté, l'expérience de l'être existentiel, la personnalité, l'acteur que nous avons décidé de jouer sert totalement l'Être Essentiel, l'Âme. Quand il a (re)fusionné avec la Source.

Ce n'est peut-être pas ce que votre mental recherchait en prenant ce livre. Il souhaitait peut-être juste se débarrasser d'une maladie. Non seulement vous en avez trouvé les clefs ici, mais vous avez trouvé le sens de la vie et de votre incarnation.

La Santé Totale.

La santé est une voie.
La Voie.

Et rappelez-vous :

“ Pour se mettre en marche, il suffit d’avoir 5% de réponses à ses questions ; les 95% restant viennent au cours du chemin. Ceux qui veulent 100% de réponses avant de partir restent sur place. ”

- Mike Horn

Réflexion pour une guérison planétaire

" Hier, j'étais intelligent et je voulais changer le monde. Aujourd'hui, je suis sage et je me change moi-même. "
- Rumi

Un dernier mot ici pour dire que nous assistons actuellement, en tant qu'espèce, à une grande mutation des conditions de vie, à laquelle nous devrons nous adapter sous peine de mourir. Notre capacité d'adaptation sera déterminante face aux défis écologiques : changements climatiques, pollutions technologiques (pesticides, ondes, OGM, particules fines, etc). Le futur glorieux qu'on nous promettait n'arrive pas. Des maladies ont disparu tandis que d'autres sont apparues ou que d'autres explosent (maladies psychiques, autisme, cancer, etc.). Elles sont moins yang, moins fulgurantes (peste, choléra...) mais plus sourdes, insidieuses, chroniques (donc yin). Comme nous soignons le corps dissocié des autres plans et que nous supprimons les symptômes sans soigner les causes, les maladies évoluent, deviennent plus profondes mais ne disparaissent pas, bien au contraire !

Certains pensent que la sélection naturelle s'appliquera et sélectionnera ceux qui peuvent survivre. C'est en partie vrai, car il y a une capacité d'adaptation physique innée, qui en aidera plus facilement certains à s'en sortir. Mais il y a aussi notre capacité d'adaptation acquise pour apprendre à accroître notre niveau de santé, renforcer nos capacités d'auto-guérison et aussi nous entraider.

Je crois que le sens de ce défi planétaire est de provoquer une profonde mutation de l'humain. Je suis intimement convaincu que s'occuper de soi n'est ni égocentrique ni égoïste mais profondément altruiste. Si nous respectons les règles de la vie et de la nature, en prenant soin de nous-même, nous rayonnerons par la qualité de notre santé, nous montrerons l'exemple, nous donnerons espoir et nous serons en mesure d'aider les autres.

En servant d'exemple, de plus en plus de monde respectera cette vie, de plus en plus de monde apprendra à traiter les causes plutôt que les symptômes. Ainsi de nombreuses tensions relationnelles, professionnelles, politiques ou géopolitiques disparaîtront et de plus en plus de monde sera éveillé au paradigme de « la vie est bien faite ».

Plus nous seront nombreux à nous être remis en cause pour choisir la vie et la santé plutôt que la mort et la dégénérescence, plus les choses changeront. C'est ainsi la véritable nature de la révolution souhaitée. Tant que nous n'aurons pas compris ça, nous tournerons en rond et nous nous auto-détruirons. Ce ne sera pas un problème pour l'univers, juste le signal que les règles du jeu n'avaient pas été comprises et respectées. Aujourd'hui, je crois profondément que c'est un acte citoyen de faire le choix de la vie et qu'il n'a peut-être jamais été aussi urgent de s'y mettre. Se suradapter à une société malade qui ne respecte pas la vie, finira par nous tuer tous.

" Ce n'est pas signe de bonne santé que d'être adapté à une société malade. "
- Krishnamurti

Il est temps de changer les choses... Mais tout prend racine à l'intérieur ! Souvent, on se demande comment nous pourrions agir pour peser dans la balance. Pour changer le monde. Commençons par faire le choix de la bonne santé, de la vitalité et de la vie. Apprenons à nous connaître. Mesurons la qualité de nos actes à la lumière de la vitalité et de la santé que cela crée en nous et en dehors de nous. Transmettons cette magie par l'exemple et la preuve que ça a fonctionné pour nous. Rendons tout cela « sexy »… et les choses changeront d'elles-mêmes.

Les questions qui vous intéressent et qui vous ont fait lire ce livre sont primordiales ! Elles vous ramènent à l'essentiel, et vous donnent, je l'espère, les clés pour revenir à l'équilibre et recréer la santé globale de nos écosystèmes intérieurs et extérieurs afin de répondre de manière convaincante à ce défi planétaire.

" Ce ne sont pas les espèces les plus intelligentes qui survivent, ce ne sont pas non plus les plus fortes qui survivent. L'espèce qui survit, c'est celle qui est capable de s'adapter et de s'ajuster le mieux à l'environnement changeant dans lequel elle se trouve. "
- Charles Darwin

Terminer mon livre à Hawaii. Le relire et le corriger dans l'avion du retour. Échanger quelques regards avec mon voisin qui après un petit moment me demande ce que je fais. Lui expliquer. Répondre à ses questions intéressées. Approfondir. Être heureux de le faire en anglais.

M'apercevoir que tout ce que je lui dis lui paraît tout à fait normal, il parait même étonné. Lui demander pourquoi. L'entendre me dire que c'est comme dans sa médecine traditionnelle.

Il est guérisseur hawaïen. Il dit que dans sa tradition il enseigne exactement la même chose. Mais qu'elle se perd. Et qu'ils gardent secret bien des points que les « américains ne comprennent pas ».

Il me demande pourquoi je fais ça. Pourquoi je veux transmettre tout cela dans un livre.

Je réponds juste que je fais ce que je sens que je dois faire.

Il est ma conclusion, mon miroir, nous ne sommes qu'Un.

Cher lecteur, nous aussi, toi et moi, ne sommes qu'un.
Tu lis ce livre car tu voulais entendre ce message.
C'est tout.
Je n'y suis pour rien.

Tout est en toi et autour de toi.

Tu es la Source. La Vie.

La Santé Totale.

À propos de l'auteur

Fabien Malgrand est né à Chambéry en 1980 et a grandi au cœur de la Savoie, en France. Une santé fragile et ses expériences de vie l'ont poussé à s'intéresser au rétablissement de sa propre vitalité puis de celle des autres.

Il a trouvé un moyen de s'auto-guérir d'abord dans la musique. Artiste professionnel (batterie, guitare, piano), il crée à 25 ans une école de musique à la pédagogie novatrice qui a remporté un beau succès auprès de plus de 300 élèves par an. Il sera demandé pour la formation continue des enseignants et directeurs d'autres établissements.

En parallèle, passionné par la connaissance de soi, et en recherche permanente d'auto-guérison, il s'est formé (et diplômé lorsque c'était possible) en énergétique traditionnelle chinoise, en PNL, en hypnose, en sophrologie, en yoga pranayama et en diverses pratiques énergétiques traditionnelles et chamaniques du monde. Il a de plus trouvé dans les enseignements bouddhistes et taoïstes un merveilleux écho à ce qu'il ressentait au fond de lui, en particulier depuis un éveil spontané et ponctuel de sa conscience. Le tout agrémenté de stages, retraites et voyages initiatiques à l'étranger.

Petit à petit sollicité pour transmettre son expérience, il a fondé « **MEESTIK**, *l'app de rencontre...de soi* » afin d'accompagner aux mieux les gens dans la rencontre d'eux-mêmes.

Dans le souci permanent d'unifier les gens et les pratiques, il a créé **UNISUN**, une méthodologie révolutionnaire, à la fois complète, puissante et simple, pour retrouver la santé sur tous les plans et accompagner vers l'autonomie et l'épanouissement. Il forme aujourd'hui des professionnels dans le monde francophone avec **Unisun Academy**.

En décembre 2019, il sort son premier livre intitulé « **Je choisis de guérir** » afin de commencer à synthétiser ses recherches et les communiquer au grand public.

Pour aller plus loin

> *« Celui qui apprend les règles de sagesse sans y conformer sa vie est semblable à un homme qui labourerait son champ sans l'ensemencer. »*
>
> *– Proverbe persan*

Pour aller plus loin dans la connaissance de soi, l'auto-guérison et la pleine conscience, apprendre comment appliquer tout ce qui a été vu dans ce livre, retrouvez Fabien sur :

- **fabienmalgrand.com** pour les stages, retraites, et voyages initiatiques qu'il organise.

- **Apple Store ou Google Play** pour télécharger *« MEESTIK, l'app de rencontre de soi »*, spécialement créée pour vous proposer un entraînement quotidien à la connaissance de soi, à la pleine conscience et donc à la santé et à la Vie.

- **Unisun.academy** pour les formations professionnelles.

Printed in Poland
by Amazon Fulfillment
Poland Sp. z o.o., Wrocław

83732506R00150